Hayykitap - 351
Hayat Güzeldir - 55

45'ten Sonra
Prof. Dr. Yavuz Yörükoğlu

Kapak ve Sayfa Tasarımı: Turgut Kasay

ISBN: 978-605-9841-62-7
1. Baskı: İstanbul, Kasım 2016

Baskı: Yıkılmazlar Basım Yay.
Prom. ve Kağıt San. Tic. Ltd. Şti.
Evren Mah. Gülbahar Cad. No: 62/C
Güneşli - İstanbul
Sertifika No: 11965
Tel: 0212 630 64 73

Hayykitap
Zeytinoğlu Cad. Şehit Erdoğan İban Sk.
No: 36 Akatlar, Beşiktaş 34335 İstanbul
Tel: 0212 352 00 50 Faks: 0212 352 00 51
info@hayykitap.com
www.hayykitap.com
facebook.com/hayykitap
twitter.com/hayykitap
Sertifika No: 12408

45'TEN SONRA

Prof. Dr. Yavuz Yörükoğlu

Prof. Dr. Yavuz Yörükoğlu

1955 yılında Ankara'da doğdu. Ülkemizin ünlü bilim adamlarından, Çocuk Psikiyatrisi Uzmanı rahmetli Prof. Dr. Atalay Yörükoğlu'nun oğludur.

Çocukluk yılları ve ilkokulun ilk 3 senesi ABD'de geçti. İlkokul, ortaokul ve liseyi TED Ankara Koleji'nde okuyarak bitirdi.

1979 yılında İstanbul Tıp Fakültesi'nden mezun oldu. Uzmanlık eğitimini Hacettepe Üniversitesi Kalp-Damar Cerrahisi Bölümü'nde tamamladı.

Vatani görevini tamamladıktan sonra 1 yıl İngiltere'de Cambridge Üniversitesi, Papworth Hospital'da, 2 yıl da Londra St. Thomas Hastanesi'nde çalıştı. Yurda dönüşünde SSK Ankara Hastanesi'nde şef muavini ve şef olarak çalıştı. 1984 yılında Doçent oldu. SSK Etlik İhtisas Hastanesi'nde kurucu Başhekim olarak görev aldı. 1998 yılında ABD Alabama Üniversitesi Tıp Fakültesi'nde misafir öğretim üyesi olarak çalıştı.

Yurda dönüşünde mesleğine özel sektörde devam etti. 2005 yılında Ankara Ufuk Üniversitesi Tıp Fakültesi Kalp Damar Cerrahisi ABD kurucu kadrosunda yer aldı, 2006 yılında Profesör oldu, 7 yıl bu üniversitede öğretim üyesi olarak görev aldı. Yörükoğlu, halen serbest çalışmaktadır.

Prof. Yörükoğlu'nun 60'ın üzerinde yayınlanmış bilimsel çalışması ve 2015 yılında Hayykitap tarafından yayımlanmış *30 Günde 10 Yıl* adlı bir kitabı bulunmaktadır.

Bu kitabı, beni engin bir hoşgörü ve sevgi ile büyüten,
okuma ve yazma sevgisini aşılayan, ülkemizin
en saygın bilim adamlarından, rahmetli babam
***Prof. Dr. Atalay Yörükoğlu**'na ve onun arkasındaki*
*büyük insan, annem **Emel Yörükoğlu**'na*
ithaf ediyorum...

Teşekkür

*Kitap yazdığımı öğrendiğinde benimle en çok gurur duyan, kitabın gidişatını günlük olarak takip eden ve kendisi de 'yazar' olmak isteyen küçük kızım **Yasemin**'e,*

*Babasının yazım hatalarını büyük bir nezaketle düzelten büyük kızım **Gökçe**'ye,*

*Kitabı yazmam için beni cesaretlendiren ve her aşamasında bana destek olan en iyi arkadaşım **Vildan**'a,*

Kitabın ham halini okuyarak eleştirileri ve katkıları ile bana yol gösteren 'orta yaşlı' dostlarıma,

*İllüstrasyonları ile kitaba renk katan ressam dostum sevgili **Ali Şur**'a,*

33 yıllık meslek yaşamımda beni bugünlere getiren hocalarıma, meslektaşlarıma ve belki hepsinden önemlisi bana güvenen, kendilerine yardımcı olmama izin veren hastalarıma teşekkürü bir borç bilirim...

İçindekiler

Önsöz

20 küsur sene önce, 30'lu yaşlarımdayken ve hâlâ kendimi çok genç sandığım yıllarda bir gün, 'Vay be, yaşarsam 2000 yılında 45 yaşında olacağım' diye düşündüğümü hatırlıyorum. O zaman 2000 yılına daha çoook var diye teselli bulmuştum. O yıllar çok çabuk geçtiği gibi, üstüne bir 15 yıl daha geçti ama ben hâlâ kendimi çok genç görüyorum. Gerçekte ise orta yaşa girdim ve bu yolda hızla ilerliyorum.

37 yaşımdayken çekilen bir fotoğrafta, başımın tepesinde daha önce fark etmediğim minik bir boşluk gördüm. Eyvah, kelleşmeye başlamıştım! Zaten o aralar ufaktan da kilo alıyordum ama pek dert etmiyordum çünkü beni biraz daha olgun ve oturaklı gösteriyordu ama yine de bir şeyler değişiyordu besbelli. Tahmin edersiniz, yıllar geçtikçe kellik de arttı, kilo da. 2000 yılına gelindiğinde kellenin nerdeyse yarısı boşaldı, göbek bayağı belirgin hale geldi ama çok şükür, hâlâ çok sağlıklıydım o sıra.

Mesleğim, kalp cerrahisi. Tıbbın en zor ve stresli branşlarından biri. Hayatımın her günü berbat hastalıklarla uğraşarak ve hayati tehlikesi olan çok zor ve riskli ameliyatlar yaparak geçiyor. Bu hastalıklara yol açan risk faktörlerini çok iyi biliyorum, hatta öğrencilerime, asistanlarıma ve hastalarıma bu konularda ders veriyor, ahkâm kesiyorum (o risk faktörlerinin bir kısmı bende de var!). Bir gün dahi olsun başıma bu hastalıklardan birinin gelebileceğini aklıma getirmedim. Ne de olsa 'ben doktorum', hastalıklardan ve hatta ölümden muafım!!!

2001 yılında bir gün, bir çocukluk arkadaşım telefonla arayarak bana kontrole gelmek istediğini söyledi. Birkaç gündür bazı sıkıntıları oluyordu. Ertesi gün hastaneye geldi. Kan tetkikleri, elektro ve akciğer grafisi gibi testler yapıldıktan sonra arkadaşımla çay kahve (ve hatta sigara) eşliğinde bir süre sohbet ettik. Tetkik sonuçlarının çıkacağı akşamüstü tekrar buluşmak üzere sözleştik. Tetkikler çıktığında hayatımın şokunu yaşadım. Arkadaşım sessiz sedasız ayakta 'kalp krizi' geçiriyordu! Arkadaşımı hemen yoğun bakım ünitesine yatırdım ve tedavisine başladım. Öğleden sonra koroner anjiyografi yapıldı ve tıkanmakta olan koroner damarına bir 'stent' takıldı. Futbol tabiriyle, 'direkten döndü.' Tek tesellim, onu ameliyat etmek zorunda kalmamam oldu.

Arkadaşım büyük bir 'varta' atlattı ve kısa sürede sağlığına kavuştu ama bu olay benim hayatımda önemli bir dönüm noktası oldu. O zamana kadar çoğunlukla tanımadığım ve benden yaşça büyük kişilere kalp ameliyatları yapıyordum. İlk kez benimle aynı yaşta, bana bu kadar yakın ve birlikte büyüdüğümüz bir kişinin ölümcül bir hastalık ile burun buruna geldiğine şahit oluyordum. Bu olay bana kendi yaşımı ve 'ölümlülüğümü' hatırlattı. Yıllar içinde ve giderek artan bir oranda kendi yaşımda veya kendimden daha genç hastaları ameliyat etmeye başladım. Sıra bana mı geliyordu? 2003 yılında babam rahmetli Prof. Dr. Atalay Yörükoğlu'nun pankreas kanserine yakalanması benim zaten sağlıksız ve stresli hayatımın dengesini bozan, 'bardağı taşıran son damla' oldu. Bir günde 'hipertansiyon' hastası olmuştum. O günden sonra sağlık yönünden giderek kötüleşen bir tablo içine girdim. Hipertansiyon var, kilo var, kolesterol 280! Allah bilir arkadan neler gelecek!? Ve geldi de!

Bu olayları moral bozmak için yazmadım. Bu tür dramlar hâlâ çoğumuza çok uzak ama özellikle vurgulamak istediğim, orta yaşların, şimdi değilse de ileride hastalıklara gebe olduğudur. İşin güzel tarafı, bunların hepsinin engellenebilir ve hatta geriye çevrilebilir durumlar olduğu!

'Orta yaş uzmanlığın nereden geliyor?' diye soracak olursanız, hekim olarak branşım gereği hasta grubum büyük oranda orta ve ileri yaş kişilerden oluşuyor. Hepsinden önemlisi, orta yaş yolculuğunda 15 yıl kadar kişisel tecrübem oldu. Yazdıklarımın birçoğunu yaşadım.

Bu kitapta orta yaşın ne olduğunu, bizi nelerin beklediğini ve orta yaşta görülen durumlarla nasıl başa çıkabileceğimizi, nasıl önleyebileceğimizi ve tedavi edebileceğimizi gözden geçireceğiz.

Yazılarımı yazarken gereksiz bilimsel detaylardan ve deyimlerden kaçınmaya çalıştım. Amacım kimseye ne kadar bilgili olduğumu göstermek veya ders vermek değil. Orta yaş döneminde gündeme gelen önemli konuları ana hatlarıyla gözden geçirmek, hastalıkların, tedavilerin ve sağlıklı yaşamın basit mantığını benim perspektifimden sizlere aktarmaktır.

Bu kitabın temelini oluşturan *Orta Yaş El Kitabı* 2012 yılında ilk yayınlandığında 57 yaşındaydım, yani Dünya Sağlık Örgütü kriterlerine göre (45-59) resmen 'orta yaşlı' kategorisindeydim. Aradan geçen 4 yıl içinde bu kategoriden çıkıp 'yaşlı' kategorisine dahil olmuşum! Tabii, konunun uzmanı olduğum ve kitabı da ben yazdığıma göre, istediğim kriterleri ve sınırları koyma hakkına sahibim. Orta yaşın yeni sınırlarını artık 45 ila 65 olarak belirlemiş bulunmaktayım ve buna göre hâlâ orta yaşlıyım!

'Orta yaş, kimsenin gelmek istemediği ama bir kez gelince de ayrılmak istemediği bir yer.'

Orta Yaş El Kitabı'nı 2010 yılında yazmaya başladım. Haliyle o zamanın bilgileri ile yazıldı. Aradan geçen 5-6 yıl içinde, biraz yaşlanmış olmam dışında, tıpta önemli gelişmeler oldu, bazı konulara bakış açımız değişti. Bu nedenle, kitabı sil baştan yenilemek ihtiyacını hissettim.

Güncellenmiş olan bu kitapta beslenme ve metabolizma konusundaki son bilimsel gelişmeleri ve trendleri, hastalıkların oluşumunda çok önemli ve giderek öne çıkan bir faktör olan **'enflamasyon'** (yangıyı) ve anti-aging çalışmalarında çok önemli bir gelişme olan **'oruç'** uygulamalarını gündeme getireceğiz.

Sağlıklı günler dileğiyle...

Prof. Dr. Yavuz Yörükoğlu
Ankara, Eylül 2016

Birinci Bölüm:

ORTA YAŞ NEDİR?

Orta Yaş Nedir?

Orta yaşın tanımı üzerinde çok konuşulmuş ve tartışılmıştır. En genel anlamı ile, gençlik ile yaşlılık arasındaki geçiş dönemidir. Ülkemizde orta yaştan bahsedip büyük şair Cahit Sıtkı Tarancı'dan alıntı yapmamak mümkün değil. Ona göre, '35 yaş yolun yarısıymış...' Tabii o yıllarda yaşam beklentisi düşük, nitekim kendisi de 46 yaşında ölmüş. Dünya Sağlık Örgütü (WHO) orta yaşı 45 ile 59 arasındaki dönem diye tanımlıyor ama bu tanım da tartışmaya açıktır. Neticede orta yaşın kesin bir tanımı olmadığı için, kesin sınırlar belirlemek de mümkün değildir!

Orta yaş, kimsenin gelmek istemediği ama bir kez gelince ayrılmak istemediği bir yer!

Dünya Sağlık Örgütü'nün tanımına göre 44 yaşında genç, 46 yaşında orta yaşlı mı oluyoruz?

Orta yaşın nasıl algılandığı kişisel ve toplumsal farklılıklar da gösterir. 18 yaşında evlenip 19'unda anne olan ve 40'ına gelmeden anneanne olan bir kadın için orta yaş gelmiş sayılabilir. Öte yandan üniversite okuyan ve arkasından master, doktora ve iş hayatında kariyer yapan, ancak 35'inde evlenen ve 37'sinde anne olan bir kadın için orta yaşa daha 15-20 sene var denilebilir.

Yapılan araştırmalar, kişilerin sosyo-ekonomik durumlarının da orta yaşı algılamada farklılıklar yarattığını göstermiştir.

Yüksek eğitim düzeyine sahip varlıklı insanların orta yaşı tanımlamada daha geniş düşündükleri görülmektedir. Bu gruba göre orta yaş 50-55 yaşlarında başlayıp 70'lere kadar uzanırken, düşük sosyo-ekonomik sınıftaki insanların orta yaşların 40'larda başladığını düşündüğü görülmektedir. Öte yandan, kişilerin genel sağlık durumu da bu algıyı etkilemektedir. Sağlığı iyi olan kişiler yaşama daha olumlu bakarken, sağlık sorunları yaşayan kişiler daha karamsar oluyor ve bu dönemi farklı algılıyor. Öyle anlaşılıyor ki, yaşam kalitesi ve yaşamdan beklentiler kişilerin orta yaşa bakışlarını ve davranışlarını etkiliyor. 70'li yıllarda Amerikan gençliğinde, '30 yaşın üzerinde kimseye güvenmeyin' söylemi yaygındı. Bu, gençlerin orta yaşa bakışlarını çok iyi ifade ediyor. Bu gençlere göre insanlar 30 yaşlarından sonra 'düzenin' kalıbına giriyor ve artık gençliklerini kaybetmiş oluyorlar.

Bir yazar, orta yaşı 'kimsenin gelmek istemediği ama bir kez gelince ayrılmak istemediği bir yer' olarak tanımlamış. Kimse orta yaşlı olmak istemiyor ama beterin beteri var, onun ötesi daha da kötü.

Nasıl tanımlarsak tanımlayalım, orta yaş, bu döneme yaklaşan herkes için belki de ürkütücü bir dönem. Kendimizde belirgin bir fark hissetmesek de gençler tarafından farklı algılanmak canımızı sıkıyor. Daha önceleri hiç aklımıza getirmediğimiz yaşlanmak gerçeği bizi korkutuyor.

Bu bir geçiş dönemi

Orta yaş bir geçiş dönemi. Yaşlılığa doğru giden (uzun) bir yol. Değişiklikler bir günde olmuyor tabii ama yavaş yavaş görmeye başlıyoruz olanları. Esasen sinyalleri ne zamandır vardı da görmek bizim işimize gelmiyordu. Orta yaşın sıkıntılı bir dönem olmasının en önemli nedeni, hâlâ çok genç olan gönlümüzün yavaş da olsa gelen değişiklikleri kabullenmek istememesi. Kilo almak, yüzde ufak tefek kırışıklıklar, kelleşme, tansiyon, şeker... Aaa nereden çıktı şimdi bunlar yahu?

Orta yaşlar gençlik enerjisinin azalmaya başladığı ve bazı kısıtlamalar ve hastalıklarla tanışmaya başladığımız yıllar ama bu dönem aynı zamanda öncelikle yaşlanma duygusu ve korkusu ile ilgili ortaya çıkan kaygıların ve psikolojinin ağır bastığı bir dönem. Şimdiye kadar yaşadığımızdan daha az ömrümüzün kaldığı (ölüm korkusu) ve hayallerimizi gerçekleştirmek için zamanımızın azaldığı duygusu içimize dehşet salar.

Beklenti ve hayallerin farklılığı nedeniyle erkekler ve kadınların orta yaş kaygıları çok farklı yaşanır. Erkeklerin en büyük sıkıntıları ve korkuları, itiraf etmeseler de, geriye düşmek ve işlerini, gelirlerini ve hayatlarını alttan gelen daha genç ve dinamik yeni nesle kaptırmaktır.

Hızla ilerleyen teknolojiye adapte olmakta zorlanan orta yaşlılar bu durumu kıdemleri ve deneyimleri ile kurtarmaya çalışır ama korku hep vardır. Çoğumuz için bilgisayar kullanmak olağan hale geldi ama bu cihazların fonksiyonlarının %10'unu dahi kullanamadığımız da bir gerçek. Son teknoloji televizyonların kumandaları bu yaşlarda bizim için bir muamma. Yeni nesil ileri teknoloji pahalı cep telefonlarını alacak ekonomik güce sahip, orta yaşlılar artık bu cihazları ve fonksiyonlarını kullanacak yetilerini kaybetmeye başlamıştır.

Benim için cep telefonu, cebimde taşıdığım bir telefondan ibarettir. Gerektiğinde birileriyle telefonda konuşurum, o kadar. Telefondan internete girmek, 'chat'leşmek ve aklımın almadığı ve gereğini dahi tam anlayamadığım binbir fonksiyonunu kullanmak yeteneğini ve arzusunu kaybetmişim besbelli.

Eminim bu durumumuz gençleri pek bir eğlendiriyordur (20 sene sonra başlarına gelecekleri bilmeden). Orta yaşlılar mevcut işleri ve sorumlulukları ile boğuşurken, gençler en yeni ve güncel bilgileri ve teknolojileri kolayca dağarcıklarına birer silah olarak koyuyorlar. Yeni bilgiler ile donanan bu gençler, orta yaşlıların karşısına bir tehdit olarak çıkıyor ve onların tedirgin olmalarına sebep oluyor.

Erkeklerin en büyük korkularından biri de bu yaşlarda giderek azalan libido ve cinsel güçleridir. Erkeği erkek yapan cinsel gücün azalması özgüvene vurulabilecek en büyük darbedir. Cinsellikte kaybedilen iktidar ailede ve toplumda kaybedilen itibar gibi algılanır erkek tarafından. Bu durumun erkekte yarattığı stres hafife alınacak bir şey değildir.

Kadınların orta yaş kaygıları erkeklerden bir hayli farklıdır. Her ne kadar iş hayatında yer alan kadınların sorunları erkeklerinkine benzerse de, tabiatları ve toplumdaki rolleri gereği farklı sorunları vardır. Kadınların hayattaki en önemli rollerinden biri olan 'annelik', orta yaşlara gelindiğinde yavaş yavaş sona ermeye başlıyor. Büyüyen ve artık kendi ayakları üzerinde duran, bağımsızlıklarını ilan eden ve kanatlanıp yuvadan uçan çocukların ardından hayattaki en önemli görevlerinin bittiği duygusu ve boşluğu kadınlarda önemli sıkıntılara ve bir 'amaçsızlık' duygusuna neden oluyor çok zaman. Çocuklarla ilgilenmenin sorumluluğu ve zahmetinin azalmasına rağmen bu görevi severek ve çoğunlukla büyük bir tutku ile yapan anne ister istemez boşluğa düşer ve sarsılır (boş yuva sendromu). Kendine alternatif amaçlar ve uğraşılar bulanlar için bu sorun zamanla atlatılır.

Orta yaşlarda kadınların en önemli sıkıntılarından biri de yaklaşan veya kapıyı çalan menopoz ile birlikte gelen yaşlanma duygusudur. Birçok kadın menopozu dişiliğinin sonu olarak görür ve depresyona girer. Bu dönemde görülen kilo alma, dokularda gevşeme ve kırışıklıklar kadınları 'can evinden' vurur ve genç kalma telaşı başlar. Basının ve kozmetik sanayiinin de körüklemesiyle bu sıkıntılar katlanır.

İnsanoğlu bir gün öleceğini bildiği halde ömrünün büyük çoğunluğunu yaşlanmayı ve ölümü inkâr ederek geçirir. Bu savunma mekanizması muhtemelen beynimizin bizi çıldırmaktan korumak için geliştirdiği bir şey. Orta yaşlara gelindiğinde hayatın gerçeklerine biraz yaklaşmaya başlıyoruz ve bu geçiş dönemine uyum sağlama çabaları başlıyor.

İlk aşama genellikle 'inkâr' oluyor: 'Yok canım bomba gibiyim, gencim, güzelim...', 'Aslanlar gibiyim...'

İkinci aşamada ufaktan bir 'panik' başlıyor: 'Eyvah ben mahvoldum, gitti gençlik!'

Bazen üçüncü aşamada 'orta yaş bunalımı' gelişiyor.

Dördüncü aşama artık kabullenme ve adaptasyon dönemi oluyor ki, bir an önce gelmemiz gereken nokta bu!

Orta yaşa adaptasyon dönemi, bu yaşların bilgeliğini, deneyimini ve güzelliğini anlamak ve bu güzellikleri ön plana çıkarmakla başarılır. Gençlere benzemeye çalışmakla değil!

Orta yaşlar esasen çelişkilerle dolu bir dönem. Fiziksel olarak ortaya çıkan birtakım sorunların yaşanmasının yanı sıra, birçok insan için mesleki ve sosyal olarak önemli aşamaların kaydedildiği, maddi olarak belirli bir rahatlığa kavuşulduğu bir dönem. Çocukların sorumluluklarının yavaş yavaş azaldığı, fakat bu kez yaşlanan ebeveynlerin sorunlarının başladığı bir dönem! Bazı sorunlar halledilirken yerini yenileri alıyor, kaybedilen bazı avantajların yerine yeni mutluluklar geliyor. Yaşlanma ile ilgili yapılan eski çalışmalar yaşla birlikte genel bir düşüşün başladığı kanısındayken, artık bu teoriler tamamen terk edilip, aksine, orta yaşlarda olgunlaşma ile birlikte insanların yeni potansiyeller geliştirdiklerini, sorunlara karşı daha dirençli ve yaratıcı olduklarını gösteriyor. Gençlerin yaratıcılıkları ancak orta yaşlıların deneyimleri desteğinde hayata geçebilmektedir. Orta yaşlılar sosyal yaşamın her alanında 'hâkim sınıf' konumundadır. Siyaset, ticaret, ekonomi, diplomasi ve bürokrasi ancak engin bilgi birikimi ve deneyim ile üstesinden gelinebilecek işler. 'Adam olabilmek için daha 40 fırın ekmek yemen lazım' lafı boşuna değil!

Dünyada ve tarihteki en önemli gelişmelere hep orta yaşlı kimseler imza atmışlardır. Hangi sahada olursa olsun, Nobel Ödülü alanların nerdeyse hepsi orta ve ileri yaşlarda kişilerden oluşuyor. Orta yaş bazı dezavantajlarına karşın hayatımızın en verimli ve heyecanlı dönemi olma potansiyeline sahiptir. Orta yaş genellikle olumsuz gelişmeleri ile gündeme geliyor ama aslında ister kadın, ister erkek yaşamında her konuda olgunluk ile öne çıkan bir dönem. Erkekler bilgi birikimleri ve deneyimleri ile gerek iş hayatında gerekse sosyal yaşamlarındaki en saygın düzeye ulaşırlar. Fizik olarak erkekler her ne kadar biraz gevşemeye başlamışlarsa da hafif kırlaşma veya kelleşme ve yüz hatlarının oturması ile olgun bir yakışıklılığa bürünürler. Dikkat edin, bugün sinema dünyasında (Hollywood) jön konumundaki erkeklerin hepsi orta yaşlarına gelmiş kişiler. Brad Pitt ve George Clooney gibi oyuncuların hepsi 40'lı yaşlarını devirmiş olmalarına karşın çok can yakıyorlar. Jack Nicholson ve Robert de Niro gibi 60'ı devirmiş olanlar bile hâlâ çok karizmatik sayılıyor. Kadınlarda benzeri bir durum söz konusu... 40'ı devirmiş kadınlar gizemli ve olgun güzellikleri ile çok zaman 20'lik 'çıtırlara' taş çıkartır. Sandra Bullock, Sharon Stone, Michelle Pfeiffer gibi 40'larını devirmiş, 50'lerine dayanmış birçok ünlü, yaşlarını göstermelerine rağmen dişilikleriyle doruğa ulaşmışlardır. Bu (estetiksiz) yaratıklar genç veya olgun, çoğu erkeğin aklını başından alır. Bu kadınların yanında, yüzü gözü tambura gibi gerilmiş patlak dudaklı 'taş bebeklerin' lafı bile olmaz. 70'ine dayanmış ve yaşının hakkını veren Catherine Denevue'den daha çekici bir kadın düşünemiyorum. Kadınlar ufak tefek kırışıklıkların erkekler tarafından ne kadar çekici bulunduğunu bilseler, anlamsız gençleşme sevdalarına kapılıp yüzlerini çeşitli işkencelere maruz bırakmazlar. Kadınları çekici yapan ciltlerinin pürüzsüzlüğü değil, gözlerinin içindeki sıcaklık ve canlılıktır. Sağlıklı ve mutlu bir orta yaş dönemi bu güzelliğin garantisidir.

Orta yaşlı insan nüfusu toplum içinde ekonomik gücü en yüksek kesim olduğundan, pazar değeri çok yüksek kabul ediliyor. Çoğu hâlâ çalışan, gelir ve birikim sahibi bu kesim, sadece kozmetik sanayii değil, vitamin ve beslenme destekleri, zayıflama diyetleri, egzersiz programları, giyim, tatil ve emlak sektörü için de önemli bir pazar teşkil etmektedir. Orta yaşa gelmiş insanların endişelerini fark eden kapitalizm, bu konudan da nemalanmayı başarmıştır. Özellikle kadınların korkularından ve zaaflarından yararlanmak isteyen multi milyar dolarlık kozmetik sanayii her gün önce bu korkuları körüklemekte ve sonra bunlara sahte çareler üretmektedirler. Yaşlanmaya karşı nemlendirici, besleyici, tamir edici, vitaminli, vitaminsiz, kollajenli, davul tozu minare gölgesi katkılı, kırışıklık giderici, gençleştirici kremler ve losyonlar astronomik paralara satılıyor. Kadınlardan dolandırdığı parayla yetinmeyen bu sektör şimdi de erkekleri hedefleyerek erkeklere de nemlendiriciler, tıraş sonrası kremleri, sıkılaştırıcı losyonlar empoze etmeye başladı. Ben 50 yaşında olup bırakın 25, 35 gösteren bir kadın veya erkek görmedim. Tabii ki 'ne yaparsanız yapın faydası yok, koyuverin kendinizi' demiyorum.

Orta yaşlarda çekicilik sağlıklı olmaktan geçiyor

Orta yaşa adaptasyon dönemi, bu yaşların bilgeliğini, deneyimini ve güzelliğini anlamak ve bu güzellikleri ön plana çıkarmakla başarılır, gençlere benzemeye çalışmakla değil. Orta yaşlarda başarı, mutluluk ve çekicilik sağlıklı olmaktan geçiyor. Bu yönde gösterilen her türlü çabaya da değer. (Bu konulara ileride detaylı olarak değineceğiz.)

Uzmanların orta yaş üzerine söyledikleri bir yana, bu yaşlara gelmiş kişilerin ne düşündükleri daha önemli belki... Bu bağlamda, 'Orta yaş nedir?' sorusunu ve neler hissettiklerini çevremdeki 'orta yaşlı' dostlarıma sordum.

İşte bazı cevaplar...

- Ne çabuk geçti yıllar.
- Gençler tarafından 'yaşlı' olarak görülmek canımı sıkıyor.
- Ne yesem yarıyor.
- Kendimde bir fark görmüyorum.
- Hastalanmaktan ödüm kopuyor.
- Her yerim ağrıyor.
- Gözlüksüz okuyamıyorum artık.
- Eski enerjim yok artık.
- Cinsel isteğim ve gücüm azaldı.
- Ölümü düşünmeye başladım.
- Kendimi güzel bulmuyorum artık.
- İlaç almak zorunda olmak moralimi bozuyor.
- Kendimi daha olgun ve akıllı hissediyorum.
- Anneme/babama benzemeye başladım.
- Âdet görmek derdim bitti, dünyam aydınlandı.
- Kimseye bir şey ispat etmek zorunda değilim artık.
- Emekli oldum, hapisten çıkmış gibi hissediyorum kendimi.
- Yaşlanmak rezillik.

- Bundan sonra kendim için yaşayacağım.
- Hayat yeni başlıyor.
- Bağdaş kuramıyorum.
- Eski neşem yok artık.

Görüldüğü üzere, orta yaş ile ilgili söylenenler kişilerin bakış açılarına ve şartlarına göre değişiyor. Hepsi olumsuz değil ama bir şeylerin değiştiği belli. Bu kadar laftan sonra hâlâ orta yaşın ne olduğunu, nelerin olduğunu pek açıklığa kavuşturamadık galiba. Peki, ne oluyor da bu duruma geliyoruz?

Yaşla gelen fizyolojik değişiklikler

Orta yaşlara gelindiğinde, insan fizyolojisinde önemli değişiklikler olmaya başlıyor. Bu değişikliklerin en önemli nedenlerinden biri, çocukluk ve gençlik yıllarında bol miktarda salgılanan 'büyüme hormonu'nun (growth hormone/somatotropin) salgılanmasında meydana gelen azalmadır. Somatotropin, çocukluk çağında büyümeyi ve olgunlaşmayı sağlıyor, sonraki yıllarda da hücre ve dokuların yenilenmesinde çok önemli görevler görüyor. Erişkin hale gelip büyüme sürecimiz tamamlandıktan sonra bu hormonun seviyelerinde azalma başlıyor. Bunun da sonucu dokuların yenilenmesinde yavaşlama ve aksaklıklardır. Bu süreç kendini ciltte esnekliğin azalması, kırışıklıklar, eklemlerde aşınma, kas kitlesinde azalma, organların çalışmasında aksamalar, genel yaşlanma belirtileri ve metabolizmanın yavaşlaması olarak göstermeye başlıyor.

Yaşlanma ile birlikte seviyeleri azalan bir hormon grubu da 'cinsel hormonlar'dır (östrojen ve testosteron). Ergenlik çağında salgılanmaya başlayan bu hormonlar gerek kız, gerekse erkeklerde cinsel özelliklerin belirleyicileridir. Bu hormonlar aynı zamanda 'cinsel enerji'nin de kaynağıdır. 14-15 yaşlarında zirve yapan bu hormonlar 30 yaşlarında azalmaya başlar.

Kadınlarda menopozla birlikte östrojen salgılanması dramatik olarak azalır. Erkeklerde ise azalma daha yavaş bir süreçtir. Cinsel hormonların azalması cinsel dürtülerde ve iktidarda azalma ve metabolizmanın daha da yavaşlaması ile sonuçlanır.

Herkes aynı yaşlanmıyor

Yaşlanma süreci fizyolojik olarak herkeste aynı yolu takip etmekle birlikte, ağırlığı ve kendini göstermesi farklı olabiliyor. 40 yaşında gözlerinin feri kaçmış, beli bükülmüş insanlar varken, 60 yaşında tenis oynayıp akşam dans eden ve 40 gösteren insanlar da var. Yaşlanma sürecini en çok etkileyen faktör, yaşam tarzımızdır. Kişinin yaşadığı ortam, aktivite durumu, beslenme alışkanlıkları ve kötü alışkanlıkları orta yaşlardaki yaşam kalitesini belirleyen çok önemli faktörlerdir. Günümüz modern çağdaki gelişmeler hayatımızı kolaylaştırırken birçok dezavantajı da beraberinde getirir. Stres, yorgunluk, uyku bozuklukları, hava kirliliği, zararlı ve sağlıksız beslenme, sigara ve alkol genel sağlığımızı etkileyen en önemli faktörlerdir. Bu olumsuzlukların etkileri uzun vadelidir ve orta yaşlılığımızdaki yaşam kalitemizi önemli ölçüde belirler!

Genetik mirasımız

Kontrolü elimizde olmayan tek faktör, 'genetik mirasımız'! Aileden gelen yapısal özellikler hastalıklara (hipertansiyon, şeker hastalığı, kalp hastalıkları, kanser) olan yatkınlığımızı ve yaşlanma sürecimizi önemli ölçüde belirler. Ancak son yıllarda çevre şartları ve yaşam biçimimizin, genetiğimizin kendini göstermesi (gene expression) üzerine etkili olabileceği gösterilmiştir.

Hayata bakış

İnsanın psikolojisi sağlığını birebir etkileyen çok önemli bir faktördür. Kişinin iyimser/kötümser, neşeli/dertli, rahat/

stresli olması ve sosyal etkileşimleri beyin kimyasını ve dolayısıyla fiziksel durumu ve sağlığını doğrudan etkiler.

İşte, bütün bu faktörler 'orta yaşta' geçireceğimiz o çok kıymetli zamanın kalitesini belirler. İşin güzel tarafı, bu faktörlerin büyük çoğunluğunun bizzat kendimiz tarafından kontrol edilebileceğidir. İnanın, 'taksimetreyi' yavaşlatmak ve hatta geriye çevirmek mümkün!

İleriki bölümlerde, neden ve nasıl yaşlandığımızı ve bu süreci nasıl yavaşlatabileceğimizi, en azından nasıl daha kaliteli hale getirebileceğimizi detaylı olarak gözden geçireceğiz.

Orta Yaş Bunalımı

Google'da 'orta yaş' diye bir arama yaparsanız, 1 milyonun üzerinde sonucun %99'u 'orta yaş krizi' veya 'orta yaş bunalımı' olarak gelir. Nedense bu yaşlar 'kriz' veya 'bunalım' ile özdeşleştiriliyor!!! Sanki orta yaşa giren herkes bunalıma giriyor, sapıtıyormuş gibi... Erkekler saç uzatıyor, at kuyruğu yapıyor, küpe takıp, dövme yaptırıyor, sonra da bir motosiklet ve genç sevgili edinip karıyı, çoluğu çocuğu terk edip Bodrum'a yerleşiyor!!!

Kadınlar yüzünü gözünü gerdirip şişirttiriyor, mini etekler giyip genç sevgililere kaçıyor! Yok mu yapan? Var ama sanıldığı kadar sık değil, hatta çok nadir. Orta yaşa gelindiğinde bazı ruhsal sıkıntıların olduğu bir gerçek. Yaşlanma duygusu ve şimdiye kadar yaşadığından daha az zamanımızın kaldığı bilinci insanlarda bir huzursuzluk yaratır. Geçmişte yapılan hatalar, kaçırılan fırsatlar ve pişmanlıklar masaya yatırılır, muhasebe yapılır. Bazı hayallerimizin artık gerçekleştirilemeyeceği duygusu insanları hüzünlendirir. Bu duygular çok normal olup çoğu insan tarafından kısa sürede atlatılır. Nadir durumlarda bu ruh hali değişen derecelerde 'depresyon'a neden olur, ancak bunun nedeni tek başına orta yaş değildir, sadece altta yatan başka bir depresyon faktörünün tetikleyicisidir.

Gerçekte orta yaşlar insanların en mutlu olduğu yaşlar. İnsanlar artık olgunlaşmış, hayatta belli bir noktaya gelmiş, ilişkileri oturmuş ve yaşamlarından daha çok zevk alır duruma gelmişlerdir. Yapılan araştırmalar, boşanmaların çok az bir oranının orta yaşlarda olduğu, aksine, evliliklerin genellikle ilk 8 yılda ve 30'lu yaşlarda boşanma ile sonlandığını gösteriyor. Orta yaşlar hayatımızın en güzel günleri, tadını çıkarmaya bakın.

Orta Yaşa Mizahi Bir Bakış

Orta yaşın kesin bir tanımı veya yaş aralığı olmadığından, bazılarımızın kafası karışmış olabilir. Orta yaşa geldiğinden pek emin olamayanlar (veya inkâr edenler) için bazı ipuçları vereyim.

- Gazeteyi 'kol mesafesinde' okuyorsanız **'orta yaşlısınız'** (bir okuma gözlüğü alın artık).

- Yüksek sesli müzik sizi rahatsız etmeye başlıyorsa **'orta yaşlısınız'.**
- Bazı yiyecekler 'dokunuyorsa' **'orta yaşlısınız'.**
- Klima dokunuyorsa **'orta yaşlısınız.'**
- 20-30 senedir aramadığınız tanıdıklarınızla 'acebook'ta arkadaş oluyorsanız **'orta yaşlısınız'.**

- Kel kafanıza kulak üzerinden saç telleri tarıyor veya 'at kuyruğu' yapıyorsanız **'orta yaş bunalımındasınız'**, derhal bir doktora başvurun!
- Çay, kahve uykunuzu kaçırıyorsa **'orta yaşlısınız'.**
- Sebepsiz yere oranız buranız ağrıyorsa **'orta yaşlısınız'.**
- Televizyon kumandaları ve akıllı telefonlar aklınızı karıştırıyorsa **'orta yaşlısınız'.**
- Makyaj malzemesi ve kuaför faturanız kabarıyorsa **'orta yaşlısınız'.**
- 'Bizim zamanımızda...' demeye başladıysanız **'orta yaşlısınız'.**
- Yemekten sonra 'ağırlık çöküyorsa' **'orta yaşlısınız'.**
- Aynaya baktığınızda anne veya babanıza benzemeye başladığınızı düşünüyorsanız **'orta yaşlısınız'.**

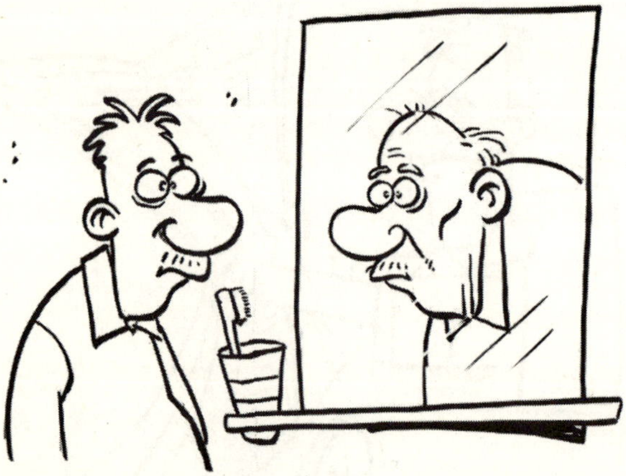

- Arabaya binerken veya inerken 'Inghh' sesi çıkarıyorsanız **'orta yaşlısınız'.**
- 'Kilo aldım, göbeğim/popom büyüdü, diyet yapayım' diye düşünüyorsanız **'orta yaşlısınız'.**
- Akşam haberlerini kaçırmıyorsanız 'orta yaşlısınız'.
- Seks angarya gelmeye başlıyorsa feci şekilde **'orta yaşlısınız'.**
- 'Orama burama botoks yaptırsam nasıl olur' diye düşünüyorsanız **'orta yaşlısınız'** (erkekseniz durum daha da vahim!).

- ‘Tatlılar, tuzlular, yağlılar zararlı’ diye düşünmeye başlıyorsanız **‘orta yaşlısınız’.**
- Cereyanda kaldığınızda hasta oluyorsanız **‘orta yaşlısınız’** (cereyan kelimesini biliyorsanız zaten orta yaşlısınız!).
- Kazık kadar gençler size ‘amca/teyze’ diye hitap ediyorsa **‘orta yaşlısınız’.**
- Sabah yorgun kalkıyorsanız **‘orta yaşlısınız’.**
- Mantığınız kalbinize ağır basıyorsa **‘orta yaşlısınız’.**
- Kırışıklık kremleri ve Mega Men tabletlerinden medet umuyorsanız **‘orta yaşlısınız’.**
- Televizyonda ‘sağlık programları’ ilginizi çekiyorsa **‘orta yaşlısınız’.**
- Eteğiniz sıyrıldığında (frikik verdiğinizde!) kimse bakmıyorsa **‘orta yaşlısınız’.**
- Anılarınızı anlatmaya başladıysanız **‘orta yaşlısınız’.**
- Eşinizin önünüzde soyunması sizi heyecanlandırmıyorsa **‘orta yaşlısınız’.**
- Evinizde 5 taneden fazla ilaç, vitamin vs. varsa **‘orta yaşlısınız’.**

Ve nihayet...

- ‘Huzur aşktan daha önemli’ diye düşünüyorsanız **‘orta yaşlısınız’.**

Kaç madde size uydu?

Bu listeden 5 veya fazlasına (niye 5!?) ‘evet’ dediyseniz **‘orta yaşlısınız’.**

O kadar üzülmeyin, orta yaşlı olmak hiç de o kadar kötü değil. Gelin bu yolculuğa beraber çıkalım!

Orta Yaşa Hoş Geldiniz!

Orta yaşlara girmek için ne güzel bir zaman!

Günümüzde ortalama yaşam süresinin arttığı, verimli ve kaliteli yaşam süresinin uzadığı bir devirdeyiz. 50 sene önce insanların bu yaşlara sonun başlangıcı olarak baktığı bir devri kapatıp, yeni bir başlangıç olarak baktığımız bir devre adım attık.

Tıp bilimindeki akıl almaz gelişmeler eskiden tedavisi olmayan basit hastalıkları ve durumları iki tablet ilaçla tedavi edebiliyor. Daha ciddi hastalıkların dahi büyük bir kısmının çaresi var. Eskiden basit bir hipertansiyon veya şeker hastalığı 5-10 yıl içinde gerçekleşecek bir ölüm fermanı iken, bugün tamamen kontrol altında tutulabilecek basit bir 'durum' sayılıyor.

Her şeyden önemlisi, yaşamak için çok daha fazla nedenimiz var. Emekli olup çoluğu çocuğu uçursak dahi onlarla ve dostlarla internet üzerinden sürekli olarak temas halinde olabiliyoruz. Yine internet ile dünyada olup biten her şeyi takip edebiliyor, tadını çıkarabiliyoruz. Birtakım zorlukların bittiği, bazı görevlerin aradan çıktığı bu yaşlar yeni yaşamlar, yeni projeler için ideal bir zaman.

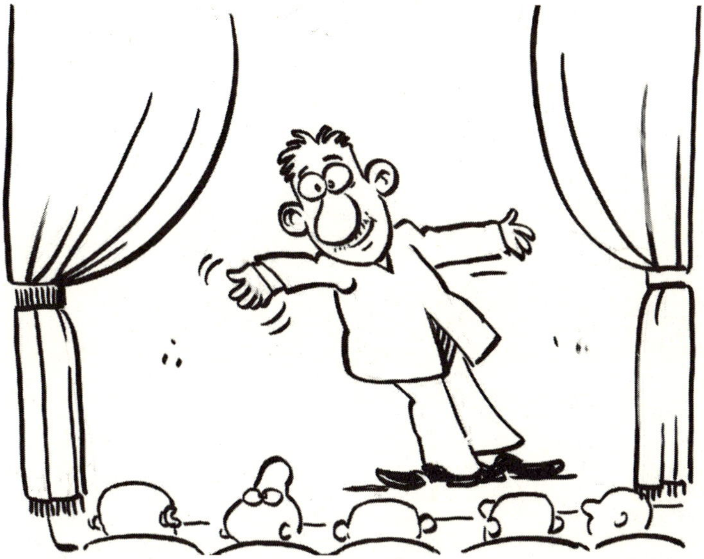

Bir dostum buna 'ikinci perde' diyor...
Çok doğru ve çok güzel bir tabir!

En güzeli de, artık daha olgun, daha tecrübeli ve daha 'bilgeyiz'. Belli bir yaşa ulaşmanın (yaşlanmak demiyorum!) beraberinde getirdiği sorunlar yok değil. Önemli olan, bu sorunları tanımak ve soğukkanlılıkla değerlendirip hal yoluna gitmektir.

20-30'lu yaşlarımızdaki enerjimiz kalmamış olabilir, motorda, kaportada ufak tefek arızalar olabilir ama gençlik enerjisinin eksikliğini deneyimli olgunluğumuzla kapatabiliyoruz, aynı tecrübeli futbolcular gibi, daha az enerji ile daha kaliteli işler başarabiliyoruz. Bu avantajlarımızı tanıyıp kullanarak önümüzdeki harika yılları en iyi şekilde değerlendirmek elimizde!

İkinci Bölüm:

ORTA YAŞLARDA GÖRÜLEN SAĞLIK SORUNLARI

Orta yaşlar, vücutta sinsice gelişen kronik/dejeneratif hastalıkların kendini göstermeye başladığı yaşlardır. Bu hastalıkların büyük bir kısmı önlenebilir veya en azından hafif atlatılabilir. Bu bölümde, aşağıdaki hastalıkları ve menopoz/ andropoz durumlarını gözden geçireceğiz ve önleme yollarını inceleyeceğiz.

- Kilo sorunu
- Hipertansiyon
- İnsülin direnci ve şeker hastalığı
- Kalp-damar hastalıkları
- Kanser
- Kronik halsizlik
- Kabızlık
- Menopoz
- Andropoz (erkek menopozu)
- Erektil disfonksiyon (iktidarsızlık)
- Prostat hipertrofisi
- Prostat kanseri

Orta Yaşlarda Kilo Sorunu

Orta yaşlara gelindiğinde birçoğumuz daha önce yaşamadığımız bazı problemlerle karşılaşmaya başlarız. Enerji düzeyinde azalma, libido (cinsel istek) azalması, ağrılar, hipertansiyon, kilo alma ve bazı kronik hastalıklar bu yaşlarda kendini göstermeye başlar. Bu değişikliklerin bir kısmı yaşlanmanın doğal bir parçası ise de, neyse ki çoğu önlenebilir veya hafifletilip geciktirilebilir durumlardır.

Erkek-kadın, birçoğumuzda gündemin en başına oturan sorun, bu yaşlarda ortaya çıkan kilo alma veya düpedüz şişmanlamadır. Kilo alma ciddi bir sağlık sorunu olmasına karşın, çoğu insanda daha çok estetik yönden kaygı oluşturur. Erkeklerde irileşme ve göbeklenme sorun yaratırken, kadınlarda sorun çok daha derindir. Popo ve karın büyümesi kadının dişiliğine, estetiğine vurulmuş büyük bir darbe olarak algılanır. Elbiseler, etekler üstünüze olmaz, olanlar üstünüze yakışmaz veya öyle zannedilir. Bu durum da ciddi psikolojik baskıya neden olur.

İşin kişisel yönü dışında, 'obezite' tüm dünyada olduğu gibi ülkemizde de (ekonomik faturası çok ağır) önemli bir sosyal sorun haline gelmiştir. Son 10 yılda ABD'de obezite oranı %75 artış göstermiştir. Amerikan toplumunda kişilerin yaklaşık %25'i 'obez' sınıfına girmektedir. Refah düzeyinin artışı ile birlikte bu eğilim tüm dünyaya yayılmaktadır. Benim çocukluğumda obez çocuk neredeyse yoktu, olanlara da 'maşallah tosun gibi' denirdi. Şimdi ortalık tosun sürüleri ile doldu. 10 yıl önce obezitenin bilinmediği toplumlarda dahi (Çin mesela) obezite bugün sorun olmaya başlamıştır.

Obezite artık tartışılmaz bir şekilde şeker hastalığı, kalp-damar hastalıkları ve kanser gibi hastalıklarla doğrudan ilişkilendirilmiştir ve bu 'obezite salgını' devletlerin sağlık bütçelerini sallamaya başlamıştır.

Kilo alma o kadar büyük bir sosyal sorun olmuştur ki, bu durum milyarlarca dolarlık bir endüstrinin doğmasına neden olmuştur. Öyle bir endüstri ki, herkesin bilir bilmez işkembeden attığı ve hayal sattığı bir endüstri! Amerika ve Avrupa kökenli diyet sistemleri, sosyete diyetisyenleri modası bitti, şimdi de 'kişiye özel gıda testleri' ve 'genetik diyetler' yeni bir kandırmaca olarak piyasaya girdi!

Bazı temel gerçeklerle işe başlayalım... Öncelikle 'ideal kilo' veya 'sağlıklı kilo' nedir sorusunu cevaplayalım.

İdeal kilo denilen şey hem estetik hem de sağlık bakımından göreceli bir kavramdır. Bir zamanlar güzel kadın 'balık etinde' dolgun olandı. Bugün dahi bazı kültürlerde iri memeli, sağlam yapılı kadınlar makbuldür. Bugünün modacılarına sorarsanız ideal olan 'sıfır' bedendir. Hani podyumlarda gördüğümüz çarpık bacaklı, verem kliniğinden yeni taburcu olmuş gibi, avurtları çökmüş, gözleri kafatasına kaçmış hortlak gibi dolaşan kızlar var ya, işte onlar!!! (Yahu, bunun güzel olduğunu kim çıkardı Allah Aşkına? Hanımlar, size bir sır vereyim, hiçbir erkek iskelet gibi kadınları cazip bulmaz!)

Sağlık açısından bakarsanız, 'tığ' gibi zayıf olup şekeri yüksek ve kolesterolü 300'lerin üzerinde veya şişman sayılabilecek ve tüm kan değerleri normal ve sağlıklı olan birçok insan vardır.

Yakınlarda, uzun zamandır görmediğim bir arkadaşımla karşılaştım, incelmiş, avurtları çökmüş, poposu eriyip yok olmuş. Gördüğümde korktum, 'herhalde kanser oldu' diye düşündüm. Kendi ifadesine göre, sıkı bir zayıflama diyetine girmiş, 22 kilo vermiş ve üniversitedeki kilosuna gelmiş. Besbelli, zayıflayacağım derken kas kitlesinin de büyük kısmını eritmiş. Evet, 'ideal kilosuna' ulaşmış ama yaşlı, pörsük bir ihtiyar olmuş!

Ana fikir: İnsanın 25 yaşındaki kilosu 55 yaşına gelindiğinde pek yakışmıyor!

Peki, o halde ideal kilo nedir?

Fazla kiloların ve yağlanmanın bir ölçütü de bel çevresidir!

İdeal kilo için ölçüt kabul edilen ve en yaygın olarak kullanılan ölçüt, BMI'dir. BMI (Body Mass Index/Vücut Kitle Endeksi), boy ve kilo arasında bir oranlama yapar ve oranları düşük kilolu, normal kilolu, kilolu, obez, morbid obez olarak sınıflandırır.

Örneğin: 1.80 boyunda bir erkek için ideal kilo 75 kg, 1.65 boyunda bir kadın için ideal kilo 57 kg olarak hesaplanmaktadır. Bu kilo 25 yaşında mümkün ise de 50 yaşında pek mümkün ve gerçekçi değildir.

BMI, vücut yapısını, kas kitlesini ve yaşı hesaba katmaz, bu bakımdan çok sağlıklı değildir. Kas kitlesi az ve sağlıksız bir kişi ideal kilosundaymış gibi çıkabilir; öte yandan, kas kitlesi çok, atletik yapılı bir kişi kilolu veya obez çıkabilir.

Fazla kiloların ve yağlanmanın bir ölçütü de 'bel çevresi'dir. Erkeklerde bel çevresinin 90 cm'nin altında olması, kadınlarda ise 75 cm'nin altında olması idealdir. Erkeklerde 94 cm'nin üstü sağlık açısından hafif risk, 102 cm'nin üstü olması yüksek risk olarak kabul edilir. Kadınlarda bu ölçümler 80 ve 88 cm'dir.

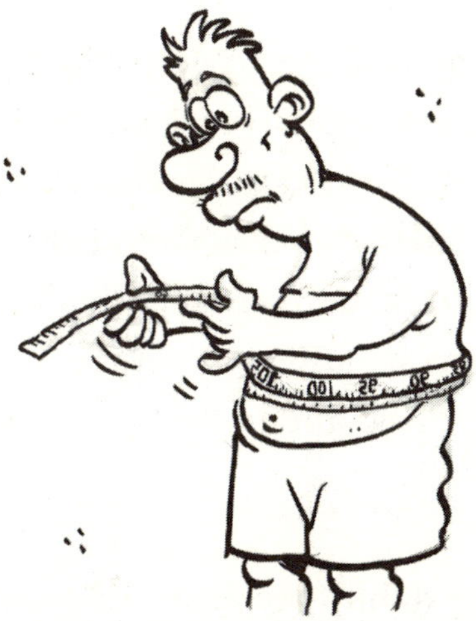

Bel çevresi ölçümleri yağlanma ve sağlık bakımından değerli ölçümlerdir, ancak bu kriter de boy ve vücut yapısını hesaba katmadığından tek başına belirleyici değildir.

Gerek BMI gerekse bel çevresi ölçümleri kilo olarak üç aşağı beş yukarı nerede olduğumuzu gösterir. Bu 'ideal' ölçümlerin %10-15 içindeyseniz sorun yok, yeter ki sağlığımızın önemli bir göstergesi olan 'kan şekeri' ve 'kan yağları' (genel anlamda kolesterol seviyesi) normal olsun.

Eğer şeker ve kolesterol seviyeleri normal ise 3-5 kilo fazlanın bir zararı yoktur, ancak fazla kilolar ile birlikte anormal şeker ve kolesterol seviyeleri varsa, o zaman sorun bambaşkadır. Burada sağlığımız açısından önemli risk faktörleri mevzubahistir.

Gelin şimdi bu kilo olayına (aklınızı karıştırmadan) bilimsel açıdan bakalım...

Vücut ağırlığı

Vücut ağırlığımızı (kilomuzu) belirleyen en önemli unsur, vücut yağlarıdır. Fazla kilolarımızı oluşturan bu yağ dokusu metabolizmamızın yakamadığı fazla kalorileri yağa dönüştürerek depolaması sonucu oluşur. Yani, fazla kiloya neden olan yağlar aldığımız kaloriler ve yaktığımız kaloriler arasındaki dengesizlikten kaynaklanır. Ya fazla kalori alıyoruz ya da yeterince yakamıyoruz.

Gençlik yıllarında kalori dengesi genellikle sorun değildir. Gençliğin verdiği enerji ile, aldığımız kaloriler koşuşturma, iş hayatı, eğlence, spor ve seks ile fazlasıyla yakılabilmektedir ve kilo alma bir sorun olarak pek görülmez. Orta yaşlara gelindiğinde, daha önce sorun olmayan 'kilo alma' konusu yavaş yavaş gündeme gelir.

Peki, değişen nedir? Eskisinden daha mı fazla yemek yemeye başlıyoruz?

Cevap: Hayır.

Pek çoğumuz (ben dâhil) gençken yediğimiz yiyeceklerin yarısını dahi yemiyoruz artık. Demek ki kilo almanın, şişmanlamanın sebebi sadece fazla yemek değil! O halde bu sorunun sağlıklı çözümü de zayıflama diyetleri değildir!

Zayıflama diyetleri ile iradeniz oranında 3-5 kilo ve hatta 10-15 kilo verebilirsiniz, ancak bu durumun kalıcı olduğu pek az görülür. Günde 'iki grisini, üç çubuk havuç ve bir kibrit kutusu peynirden' oluşan bir diyeti yaşam tarzı haline getirmek mümkün değildir. Diyet yapanlar çok iyi bilir, diyetle verilen 3-5 kilo bir süre sonra 5-6 kilo olarak geri alınır!

> İştahınız ve iradeniz mücadeleye girerse,
> iştah daima galip gelecektir!

Zayıflama diyetleri insan organizmasına aykırı bir olaydır. Organizmamız, depoladığı glikojen ve yağları 'açlığa karşı' bir sigorta olarak saklama eğilimindedir. Aç kalındığında (yetersiz kalori alındığında) organizma önce 'açlık moduna' geçer ve metabolizma hızını düşürür, sonra da, bir daha böyle bir tehlikeye karşı tedbir olsun diye daha sonra aldığı gıdaları yağ olarak depolar. Yani, kronik açlıklar yağlanmayı tetikler.

Zayıflama diyetleri neden zararlıdır?

- Yetersiz ve dengesiz beslenmeye neden olur.
- Yetersiz kalori almaktan kaynaklanan açlık durumu yağ depolanmasını tetikler.
- Vücudumuz kendini korumaya almak için metabolizmayı yavaşlatır.
- Yağ ile birlikte kas kitlesi kaybına neden olur.
- Spor veya egzersiz yapılmaksızın sadece diyet ile kilo verilmesi halinde ciltte ve dokularda 'pörsüme' olur.
- Kişide stres ve psikolojik baskıya neden olur.

Yıllar içinde onlarca zayıflama diyeti yöntemi popüler olmuş, hepsi zaman içinde yok olup gitmiştir. Konunun meraklıları hatırlayacaklardır, Weight Watchers, Jenny Craig, Atkins, South Beach, Montignac, Zone diyetleri (ve benzeri onlarcası) bir zamanlar ortalığı kasıp kavuruyordu! Hepsi değişik prensiplerden hareketle, aç kalmadan zayıflanabileceğini iddia ediyorlardı. Ne oldu bu diyetlere? Yok olup gittiler! Niye? Uygulanmaları mümkün olmadığı ve bir işe yaramadıkları için...

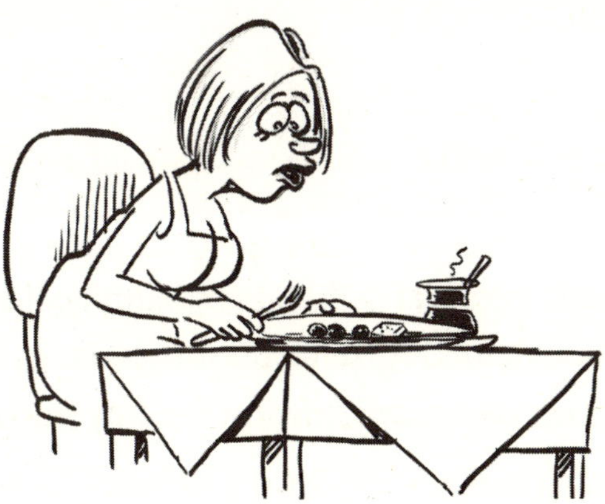

Bir zayıflama diyeti uygulayarak 5-10 kilo verebilirsiniz ama bu, sağlıklı bir iş yaptığınız anlamına gelmez.

Einstein, çılgınlığı, 'Aynı şeyleri uygulayıp farklı sonuçlar beklemek' olarak tanımlamış!

Tüm zayıflama diyetlerinin ortak felsefesi kalori kısıtlaması prensibine dayanır. Yani kalori alımını (yemek yemeyi) kısıtlamak! Onlara göre, diyelim günlük kalori ihtiyacınız 2500 kalori. Eğer aldığınız kaloriyi 1500-2000 kalori civarında kısıtlarsak, 500-1000 kalori tasarruf edilmiş olur. Hadi diyelim günde ortalama 500 kalori, ayda eder 15,000 kalori negatiftesiniz. Süper! Bu da ayda 4-5 kilo verirsiniz demek. Değil mi? Hayır değil!

Birincisi, her günü muntazam olarak 500 kalori negatifte kapatmak o kadar kolay bir iş değil. Çelik gibi irade ister!

İkincisi, organizmamız sürekli olarak negatifte kaldığımızı algılar ve bir süre sonra metabolizmayı düşürmeye başlar. Bu sefer kilo verebilmek için daha da az yemek (kalori almak) zorunda kalırsınız. Diyet yapanlar bilir, ilk hafta hızlı bir kilo verme süreci olur sonra kilo olduğu yerde çakılır kalır.

Diyelim sizde o irade var ve başardınız, o 4-5 kiloyu diyetle verdiniz. Emin olun, o verdiğiniz kilonun 1 kilosu kaslardan gitti! Kas kaybı, metabolizmanın daha da yavaşlaması demektir.

İşte bu nedenledir ki, sağlıklı kilo verebilmek için hafif bir kalori kısıtlamasını (diyet değil) aktif bir egzersiz veya spor programı ile birleştirmek gerekiyor. Egzersiz yapıldığı takdirde hem kalori yakıyorsunuz hem de kas kitlenizi koruyorsunuz. Ağır zayıflama diyetleri yapmak gerekmiyor.

Peki, zayıflama diyetleri sağlıklı bir çözüm değilse, çare nedir?

Doğru tedavi için doğru teşhis koymak gerekir. Doğru teşhis için de insan organizmasını ve fizyolojisini iyi tanımak gerekir.

Metabolizma

Metabolizma, yaşamın devam edebilmesi için canlı vücudunda oluşan kimyasal olaylardır. Bu kimyasal olayların oluşumu sırasında enerji tüketilir. Tüketilen enerji, gerçekleşen faaliyetlerle doğru orantılıdır.

İstirahat halinde hareketsiz duran bir kimsede nefes alıp vermek, iç organların asgari faaliyetleri ve vücut ısısını muhafaza etmek için harcanan enerjiye 'bazal metabolizma' denir. Bu metabolizma insanın yaşı, sağlık durumu, vücut ağırlığı ve kas kitlesine göre 1000 ile 3000 kalori arasında değişir ve tüm metabolizmanın neredeyse %65'ini oluşturur. Bazal metabolizma ile harcanan enerjinin büyük kısmı kaslar tarafından yakılır.

Bazal metabolizma dışında harcanan enerji günlük faaliyetlerimizde (yürümek, koşmak, çalışmak, spor, seks ve hatta düşünmek) yaktığımız enerjidir. Doğal olarak faaliyetlerimiz oranında enerji yakarız.

Orta yaşlara gelindiğinde hayatımızda bazı çok önemli değişiklikler olur. En önemlisi, organizmamızda olan fizyolojik değişikliklerdir. Yaşlanma ile birlikte metabolizmada yavaşlama başlar, enerjimizde azalma olur. Orta yaşlılıkta gelinen bu noktaya bazı bilim adamları 'somatopoz' demektedir. Bu yaşlarda (35 üstü) hem erkek hem kadında cinsel hormonlarda azalma ve buna bağlı olarak da cinsel dürtülerde ve aktivitede azalma olur. Yirmili yaşlarda günde 2-3 kez yapılabilen seks, zamanla haftada 2-3 ve sonra 40'lı ve 50'li yaşlarda (eğer şanslıysanız) ayda 2-3 kereye düşer. Ortalama 200-300 kaloriden hesap edin artık!

Yaşlanma ile birlikte azalan bir hormon da beyinden salgılanan 'büyüme hormonu'dur (growth hormone). Büyüme hormonu düzeyinin azalması, genel olarak yaşlanma belirtilerinin ortaya çıkmasına neden olur. Bu belirtilerden biri de vücutta kas kitlesinin azalmasıdır. Kas kitlesinin azalması, istirahat halindeki metabolizma hızının (bazal metabolizma) önemli ölçüde azalmasına (yani daha az kalori yakmamıza) neden olur. Bu arada hemen belirtelim, düzenli hareket ve spor gibi özel önlem alınmazsa, 30 yaşından sonra kas kitlesi her 10 yılda %5-10 erir! 50 yaşına gelindiğinde kas kitlesinin yaklaşık %25'i erimiş olur.

Yaşlanma ile birlikte metabolizmamızda bu değişiklikler olurken, bir yandan da günlük aktivitelerimizde önemli değişiklikler olur. Yaş ilerledikçe sosyal statümüzde de değişiklikler olur. Gençliğinde memur olan kişiler sonraları amir oluyor, daha az çalışıyor. Ekonomik olarak aşama kaydedenler eskiden yürüyerek veya otobüs/dolmuşla gittikleri yerlere özel otomobilleriyle gitmeye başlıyor. Cinsel aktivite azalıyor, spora ve eğlenceye ayrılan zaman azalıyor. İşte bütün bu değişiklikler daha az fiziksel aktivite ve sonucunda daha az kalori yakmamızla sonuçlanıyor.

Şimdi, bu bilgiler ışığında doğru teşhisi koyabiliriz!

Evet, orta yaşlarda sorun olmaya başlayan kilolar aşırı miktarda yemek ve kalori almamızdan kaynaklanmıyor. Metabolizmamızın yavaşlamasından ve fiziksel aktivitemizin azalmasından kaynaklanıyor.

O halde tedavisi de zayıflama diyetleri değil, sağlıklı beslenme ve fiziksel aktivitemizi artırmak olmalıdır.

Nasıl yapalım?

Sağlıklı bir kiloya ulaşmanın ve korumanın kolay ve çabuk yolu yoktur! Tek sağlıklı yol zaaf ve eksikliklerimizi tespit edip yaşam tarzımızda ufak fakat kararlı değişiklikler yapmaktır.

Hepimiz farklıyız!

Her insan, metabolizması, alışkanlıkları, zaafları ve sosyal durumu bakımından farklı yaratıklardır. Sağlıklı bir yaşam için öncelikle kendimizi iyi tanımamız gerekir (esasen herkes kendini çok iyi tanır ama çoğunlukla itiraf etmek işlerine gelmez).

Test: En büyük zaaflarınız aşağıdakilerden hangisidir?

a) Tatlılar, pasta, çikolata vb.
b) Ekmek, hamur işleri
c) Çerezler
d) Lezzetli kebaplar
e) Alkol
f) Hepsi (eyvah!)

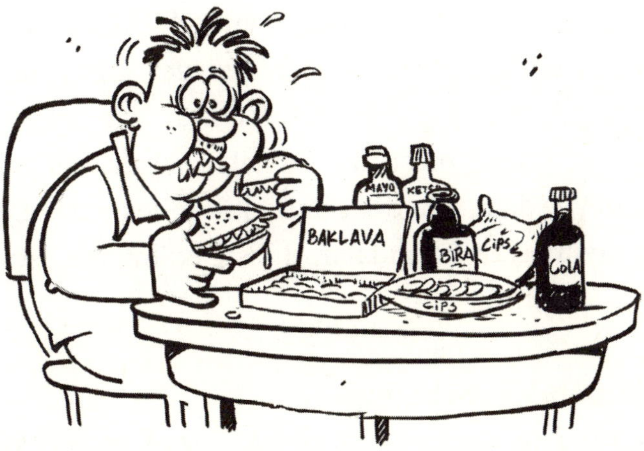

Zaaflarımızı listeleyelim

Zaaflarımızı somut bir şekilde görmek için en iyi yöntem, yediğimiz içtiğimiz her şeyi bir liste halinde yazmaktır. Sonradan bakıldığında, alınan gereksiz ve aşırı gıdalar daha net görülebilir. Çoğunlukla en çok suiistimal edilen gıdalar tatlılar ve şeker, hamur işi, ekmek ve alkoldür.

Sağlıklı bir kiloya ulaşmanın en iyi yolu, tespit ettiğimiz

zaaflarımızda ufak ayarlamalar yapmaktır. Örneğin, günde 6 bardak çay veya kahve içen bir kimse, 2 şekerle içtiği içecekleri tek şekerle içerse, 6x5 kalori=30 kalori tasarruf etmiş olur. Şekersiz içerse 60 kalori!

Aynı şekilde, yemekte, bir öğünde 2 dilim ekmek yiyen kişi bunu tek dilime azalttığında 20-30 kalori tasarruf eder. Ekmeksiz yemek yenildiğinde ise 40-60 kalori!

1 kadeh içki içen kişi bunu bıraktığında yine benzer bir sonuca ulaşır.

Görüldüğü üzere, basit önlemlerle günde 200-300 kaloriyi tasarruf etmek mümkündür.

Kilo kontrolünde en önemli konulardan biri de 'abur cubur' olayıdır. Bu alışkanlık genellikle elimizi, ağzımızı oyalamak için gereksiz yere alınan çoğu yüksek kalorili ve sağlıksız gıdalardır. Patates cipsi ve benzeri çerezler, gün ortasında laf olsun diye yenilen bir gofret, ikram edildi diye yenilen bir dilim pasta ve şekerli meşrubat ve hatta akşam aşırı miktarda yenilen meyve dahi tüm dengeleri altüst edecek zaaflardır. Yemekten sayılmayan bu gıdalar, dikkat edilmezse astronomik kalorilere ulaşabilir.

Açlık/tokluk hissi ve iştah

Açlık hissi ve iştah çok kompleks birtakım biyokimyasal, hormonal ve psikolojik mekanizmalar ile kontrol edilen duygulardır. Mide ve bağırsakların boş veya dolu olması, kan şeker düzeyi, kan yağ ve aminoasit düzeyleri beynimize sinyaller göndererek 'durum raporu' verir. Beyin bu veriler doğrultusunda açlık/tokluk hissini yaratır.

Diyelim mideniz boş, kan şeker düzeyiniz düşük, beyin 'açlık' duygusunu yaratıyor. Genelde yapılan şey bir an önce bu açlık duygusunu bastırmak için yemeklere (özellikle doyurucu olan karbonhidratlı ve şekerli olanlara) 'dalmak' oluyor. Açlık duygusu (veya iştah) mide dolana kadar ve kan şekeri belirli bir düzeye gelene kadar devam ediyor, sonra yatışıyor (tokluk hissi). Burada bilinmesi gereken nokta, midenin dolduğuna ait sinyallerin beyne gelmesinin 5-10 dakika, kan şekeri düzeyinin yükselmesi ve beyne ulaşmasının 15-20 dakika aldığıdır. Dolayısıyla 15-20 dakikadan kısa sürede hızlı yemek yendiğinde henüz doygunluk hissi oluşmadığından, çoğunlukla gereksiz yere aşırı yemek yenir.

Aşırı yemek yemenin önüne geçmek için dikkat edilecek hususlar:

- Yemeğe başlamadan hemen önce bir bardak su için. Böylece midenin dolgunluk hissine bir an önce ulaşması sağlanır.
- Yemek öncesinde (özellikle restoranlarda verilen) ekmek, tereyağı, pide gibi başlangıçlar ve mezelerden uzak durun.
- Yemeğe salata ile başlayın.
- Yavaş yiyin.
- Yemek sırasında elinizden çatalı bıçağı bırakın, 1 dakika kadar ara verin.
- Protein alın. Et, süt, yumurta, yoğurt gibi proteinli gıdalar beslenme için önemli gıdalar olmalarının yanı sıra kalorileri (ve glisemik endeksleri) düşük ve uzun süre tokluk sağlayan gıdalardır. Öte yandan et ve proteinli gıdaların sindirimi daha zor ve nispeten uzun süre aldığından, bu sindirim işlemi sırasında daha fazla kalori yakılır (ancak hayvansal proteinin fazlası çok zararlı).
- Kepekli ve posalı gıdalar tüketin. Kepekli ekmek, fasulye ve mercimek gibi baklagiller, brokoli gibi sebzeler kalorileri ve glisemik endeksleri düşük, tokluk sağlayan ve bağırsak hareketlerini düzenleyen gıdalardır.

- Glisemik endeksleri yüksek gıdalardan kaçının. Şeker, şekerli meşrubatlar, beyaz ekmek, patates, beyaz pirinç, makarna, kuru üzüm gibi gıdalar çok kısa bir süre içinde kan şekerini yükseltir ve tokluk hissi sağlar, ancak hem metabolizma üzerine yük yapar hem de çok kısa süre sonra açlığı tetikler.

Bu basit yöntemlerle eski yemek alışkanlıklarınızda ufak değişiklikler yaptığınız zaman hiç fark etmeden günde (gereksiz yere aldığınız) 500-600 kalori tasarruf etmiş olacaksınız.
Unutmayın, zayıflama diyetinde değilsiniz ama bu yöntemlerle yavaş fakat sağlıklı bir şekilde hafiflemeye başlayacaksınız.

Metabolizmamızı hızlandıralım!

Bazı gıdaların ve yemek yeme özelliklerinin metabolizmayı hızlandırdığı gösterilmiştir.

- **Su:** Su, metabolizmanın vazgeçilmez bir unsurudur. Kalori yakmak için suya ihtiyaç vardır. Susuzluk (dehydration) durumlarında metabolizma kendini yavaşlatır. Yapılan bir çalışma, günde 8 büyük bardak su içenlerin 4 bardak içenlere göre daha fazla kalori yaktıklarını göstermiştir. İlginç bir nokta, soğuk su içenlerin daha da fazla kalori yaktıkları! Bu arada, su aynı zamanda bağırsak hareketlerinin de daha düzenli olmasını sağlıyor.
- **Baharatlar ve acı:** Birçok baharat ve özellikle acı biberin içindeki bazı kimyasal maddeler (capsaicin) metabolizmayı hızlandırır. Acı yenildiğindeki 'ateş basma' hissi metabolizma artışının göstergesidir. Gerçi bu artış kısa sürelidir ama yine de bazı yemekleri acı baharatlarla lezzetlendirmek iyi bir fikir olabilir.
- **Protein:** Proteinlerin hazmedilmesi için vücut tarafından harcanan enerji, karbonhidrat ve yağların hazmedilmesi için

harcanan enerjiden 2 misli fazladır. Yağsız kırmızı et, tavuk, balık ve yumurta sağlıklı hayvansal protein kaynaklarıdır. Protein aynı zamanda daha uzun süre tok kalmayı sağlar.

- **Kahve:** Kahvenin içeriğindeki kafein, uyarıcı özelliği ile metabolizmayı artırma özelliğine sahiptir. Yapılan bir çalışma, 150 ml sade kahve içen kişilerde kahveyi takip eden 4 saat içinde fazladan 50 kalori yakıldığını göstermiştir.
- **Yeşil çay:** Yeşil çayın içindeki EGCG (epigallocatechin gallate), kafein ve anti-oksidan maddelerin de metabolizmayı uyarıcı ve yağ yakıcı özellikleri vardır. Günde 4 fincan yeşil çay içilmesi ile günde ekstra 50 kalori yakılabildiği gösterilmiştir.

Hemen belirteyim, metabolizmayı hızlandırmanın en iyi yolu, gıdalardan ziyade düzenli hareket ve egzersizdir.

Şimdi gelelim asıl sorunun tedavisine!

Orta yaşlara gelindiğinde kilo almamıza neden olan en önemli faktörler, eskiye göre daha az hareket etmemiz, metabolizmamızın yavaşlaması ve kas kitlemizin azalmasıdır. Bu durumun çözümü de, basitçe, daha fazla hareket etmek ve düzenli olarak egzersiz yapmaktır (öffff diyenleri duyuyorum). Hemen umutsuzluğa kapılmayın, bu o kadar da zor değil.

Özetle, sağlıklı bir kiloya ulaşmak ve bu kiloyu korumak için...

- Zayıflama diyeti yapmayın.
- Zaaflarınızı listeleyin, onlardan mümkün olduğunca uzak durun.
- Şeker tüketiminizi yarı yarıya azaltın (özellikle çay, kahve ve meşrubat).
- Suni tatlandırıcı kullanmayın (bu konuyu ileride detaylı olarak göreceğiz).

- Porsiyonlarınızı biraz küçültün.
- Yemek tabaklarınızın boyunu biraz küçültün.
- Yemeğe su ve salata ile başlayın.
- Yavaş yiyin (20 dakika).
- Yemeğin ortalarında 1 dakika ara verin.
- Posalı gıdalar yiyin (buğday, bakliyat, brokoli vb).
- Yemeklerinizi baharatlarla lezzetlendirin.
- Gün içinde içtiğiniz çaylardan biri 'yeşil çay' olsun.
- Akşam 8'den sonra yemek yemeyin.
- Günde en az 7 saat uyuyun (bu, sandığınızdan önemli).
- Düzenli olarak hareket ve spor yapın. Günde 30 dakika kadar yürümek dahi dünya kadar fark yaratır.

Bu basit prensiplerle, hiçbir şeyden eksik kalmadan ve sıkıntıya girmeden günde 500 kalori tasarruf edebilirsiniz. Unutmayın, bu bir zayıflama diyeti değil, sadece orta yaşlara gelindiğinde yemek alışkanlıklarımıza bir 'ince ayar' çekme operasyonudur.

Eğer kilonuz normal veya normale yakın, kan şeker ve kolesterol düzeyleriniz normal ve aktif bir yaşantınız varsa, yukarıdaki önlemlerle sıkıntıya girmeden sağlıklı bir kiloyu koruyabilirsiniz (tabii aktif kalmak şartıyla).

Eğer kilo fazlanız var, kan şeker ve kolesterol düzeyleriniz yüksek ise yukarıdaki önlemlerle zaten yavaş yavaş kilo vermeye başlayacaksınız ama bu süreci hızlandırmak, asıl sorunun temeline inmek ve tedavi etmek için yapılacak şey düzenli bir spor programına girmektir. Spor deyince lütfen gözünüz korkmasın. Saatlerce süren ağır sporlardan bahsetmiyorum. Düzenli olarak yapılacak 30 dakikalık bir yürüyüş dahi günde fazladan 250-300 kalori yakmak demektir ki, bu da ayda (diyet yapmadan) verilecek 2-3 kilo demektir.

Spordan amaç

- Fazla kalorileri yakmak,
- Yağ depolarını yakmak,
- Kas kitlesini korumak ve biraz artırmak,
- Metabolizmayı hızlandırmak,
- 'Fitness' düzeyinizi artırmaktır.

Zayıflama diyetleri ile kilo vermek yoluna giderseniz, aynı uyuşturucu bağımlılığı gibi, ömrünüzün sonuna kadar diyet yapmak zorunda kalırsınız. Çevremde eş, dost, ahbap ve hastalarımdan bu şekilde yaşamaya çalışan yüzlerce insan tanıyorum. Kilo almamak için sürekli olarak diyet halinde olanlar kendilerine işkence ediyorlar. Kimisi de sonbahar ve kış aylarında 5-10 kilo alıp sonra ilkbaharda panik halinde o kiloları vermeye çalışıyor. Kimisi başarıyor ama aslında bu işi başaranlar daha fazla zarar görüyor (yoyo etkisi). Sürekli olarak kilo alıp verenler kas kaybına uğruyor ve yağ depolarını sürekli olarak dolduruyor. Halbuki hayatın önemli zevklerinden biri olan yemek yemeyi bırakacaklarına, yediklerini yakma yoluna gitseler herkes hem daha mutlu hem de daha sağlıklı olacak!!!

Sağlıklı bir beslenme ve hafif bir spor programı ile çok kısa sürede kilo vermek ve form tutmak inanın hiç de zor değil. Buna aklınız yattıysa, bu bölümden sonra doğrudan hareket ve spor konusunu işlediğimiz bölüme gidin ve sağlıklı yaşam yolculuğuna çıkın.

Hipertansiyon

Hipertansiyon, çağımızın tartışmasız en tehlikeli hastalığıdır. Hipertansiyon, kan basıncının normalden yüksek olmasını ifade eder. Erişkinler için normal tansiyon 120/70 (milimetre cıva) ve altıdır. Tansiyonun sürekli olarak 140/80 ve üzerinde olması halinde tedavi gerektiren hipertansiyondan bahsedilir.

Hipertansiyonun nedenleri

Hipertansiyon, böbrek hastalığı, böbreküstü bezleri hastalığı gibi hastalıklar nedeniyle olan tipleri dışında çoğunlukla yapısal bir hastalıktır, yani herhangi bir nedene bağlı olmaksızın ortaya çıkar (esansiyel hipertansiyon). Çok zaman ailevi yatkınlık gösterir. Anne ve babanızda hipertansiyon varsa, sizde de olması ihtimali çok yüksektir. Bu tip hipertansiyon genellikle orta yaşlarda ortaya çıkar ve yıllar içinde ağırlaşır.

Her dört erişkinden biri hipertansiyon hastasıdır. Bunların üçte biri tansiyon hastası olduğunun farkında değildir. Bu yüzden, hipertansiyona 'sessiz katil' de denir. Ülkemizde7-8 milyon kişi hipertansiyon hastasıdır.

Varsın kan basıncı yüksek olsun, ne olur? Çok şey olur!

Hipertansiyonun etkileri

- Kalp, kan pompalamak için yüksek bir basınca karşı çalışmak zorunda kalır. Bu artan iş yükü nedeniyle zamanla büyümeye başlar. Büyüyen kalbin kanlanması yetersiz kalır ve kalp yetmezliği gelişir.

- Yüksek kan basıncının damarlara sürekli bir baskı uygulaması sonucunda damarlarda sertleşme ve kalınlaşma oluşur. Bu etkileri ile hipertansiyon başta kalp damarları olmak üzere tüm damarlarda tıkanmalara neden olan arteriyoskleroz'a zemin hazırlar.
- Yüksek kan basıncının damarlar üzerine olan etkilerinden biri de bu damarların genişleyerek balonlaşmalarıdır (anevrizma). Başta kalp ana damarının (aort) kalpten çıktığı noktada ve karın içindeki kısmında oluşan anevrizmalar ölümcül komplikasyonlara neden olur.
- Hipertansiyon, beyin damarlarında zayıflamaya ve zamanla yırtılarak kanamalarına neden olur. Hipertansiyon, beyin kanamaları ve felçlerin bir numaralı sebebidir.
- Hipertansiyonun önemli komplikasyonlarından biri de böbreklere verdiği zarardır. Uzun süren kontrolsüz hipertansiyon zamanla böbrek damarları ve dokusuna zarar vererek böbrek yetmezliğine neden olur.
- Uzun süren hipertansiyonun en kötü sonuçlarından biri de körlüğe kadar gidebilecek 'hipertansif retinopati'dir. Hipertansiyon, gözün iç yüzeyindeki retina damarlarında daralma, tıkanma ve kanamalara neden olarak bu önemli dokuya büyük zarar verir.

Hipertansiyonun belirtileri

Hipertansiyon genellikle başta belirti vermez, sinsidir. Çoğu zaman tesadüfen tespit edilir. Ani heyecan, üzüntü veya sinirlenme durumlarında aşırı yükselerek belirti verebilir.

Baş ağrısı, ense ağrısı, göğüs ağrısı, çarpıntı, sersemlik ile kendini gösterebilir. Aniden ve aşırı yükselen tansiyon beyin kanamaları ve kalp krizlerini tetikleyebilir.

Hipertansiyonu azdıran nedenler

- Stres,
- Uyku bozuklukları,
- Obezite,
- Sağlıksız beslenme,
- Tuz,
- Sigara,
- Hareketsizlik.

Bir parantez!

Annem ve babam ağır hipertansiyon hastasıydılar. Nitekim annemi beyin kanamasından kaybettik. Bu genetik mirasın bir gün bana intikal edeceği belliydi ve nitekim etti de. Rahmetli babama pankreas kanseri teşhisi konduğu ve ailece panik halinde bir çare için çırpındığımız günlerde, stresten olsa gerek, sanki birisi yukarıdan düğmeme basmış gibi 47 yaşında hipertansiyon hastası oluverdim. Bu, bendeki kötüye gidişin başlangıcıydı. 2 ay sonra bir gece, sabaha karşı bir göğüs ağrısı ile uyandım. Tansiyonum fırlamış gitmiş. Birazdan göğsümde şiddetli bir 'üşüme' hissi. Bir şeyler oluyordu, hiç hoş değil! Bu benim başıma geliyor olamazdı! İlk şok ve paniği atlattıktan sonra kalp cerrahı moduna girdim, derhal bir şeyler yapılması gerekiyordu! Yarım saat sonra hastanemin yoğun bakım ünitesinde, bir gün önce ameliyat ettiğim hastaların yanında yatıyordum. Ekibim telaşlı fakat profesyonel bir şekilde bana ilk müdahaleyi yaptılar. Yarım saat sonra 'anjiyografi' yapıldı ve sağ koroner arterime bir 'stent' takıldı. Kalbime herhangi bir hasar olmadan durumu kurtardık. Direkte patlayıp geri dönmüştüm! İşin ilginç yönü, diğer koroner damarlarımın tamamen normal olduğuydu. Ani olarak yükselen tansiyon sağ koroner arterimdeki bir bölgeyi yırtmış (plak rüptürü) ve hadiseyi başlatmıştı. Kalp cerrahı olmasam ve çok kısa süre içinde çalıştığım hastanede bana müdahale edilmeseydi ne olurdu bilmiyorum. İşte görüntüde sağlıklı, 'dağ gibi' insanların küt diye ölüvermesi böyle oluyor.

Tedavisi

Hipertansiyon, büyük oranda tedavi edilebilir bir durumdur. Orta yaşa gelmiş herkesin, özellikle ailesinde hipertansiyon hikâyesi olanların zaman zaman tansiyonuna baktırması gerekir. Birkaç kez 140/80 veya üzerinde tansiyon ölçülen kişilerin bir kardiyoloji uzmanına başvurmasında fayda vardır. Doktorunuz size en uygun ilacı yazacaktır.

En çok kullanılan ilaçlar

- **Diüretikler:** İdrar söktürücüler. Ağır hipertansiyon vakalarında tek başına yüksek dozda kullanılabilir. Çoğunlukla diğer tansiyon ilaçları ile ufak dozlarda kombine edilir (Lasix, Aldactone, Moduretic gibi).
- **Beta blokerler:** Bu ilaçlar kalbin atım gücünü ve hızını azaltarak tansiyonu düşürür ve kalbin daha ekonomik çalışmasını sağlar (Beloc zoc, Concor, Tensinor gibi).
- **ACE inhibitörleri:** Bu ilaçlar damarları büzüştüren 'anjiotensin' hormonunun yapımını bloke ederek damarların genişlemesini ve dolayısıyla tansiyonun düşmesini sağlar (Enapril, Kaptoril gibi).
- **ARB (Anjiotensin Reseptör Blokerleri):** Bu ilaçlar anjiotensin hormonunun damarlardaki etkisini bloke eder (Hyzar, Diovan gibi).
- **Kalsiyum kanal blokerleri (Kalsiyum Antagonistleri):** Bu ilaçlar damarların büzüşmesinde önemli rol oynayan kalsiyumun etkilerini bloke eden ilaçlardır (Adalat, Norvasc gibi).

Ancak ilaç kadar önemli bir konu, hipertansiyonu azdıran risk faktörlerini mümkün olduğu kadar ortadan kaldırmaktır!

- Stresten kaçının.
- İdeal kilonuza ulaşmaya gayret edin.
- Sigaradan kaçının.
- Düzenli olarak hareket/egzersiz/spor yapın.
- Potasyumdan zengin gıdalar yiyin (muz, kayısı, brokoli ve yeşillikler gibi).

Yapılan araştırmalar, düzenli olarak spor yapan ve kilo veren kişilerin yüksek olan tansiyonlarında önemli iyileşmeler sağlandığını göstermektedir.

Hipertansiyon ve tuz

Tuz ve hipertansiyon arasındaki ilişkiyi herkes biliyor (ama çoğunluk, birçok hekim dâhil, yanlış biliyor). Tuz, hayati fonksiyonlarımız için çok önemli ve gerekli bir maddedir. Sağlıklı bir insanın günde ortalama 2500-3000 mg tuz (sodyum) alması gerekmektedir. Sıcak havalarda veya spor ile terleme durumlarında bu ihtiyaç daha da artar.

Öte yandan, günde 1000 mg'dan daha az tuz alınması özellikle yaşlı kişilerde çok tehlikeli bir durum olan 'hiponatremi'ye neden olur.

Tuz

- Vücutta su dengesinin sağlanmasında,
- Sinirlerde elektriksel iletimin sağlanmasında,
- Kaslarda sağlıklı faaliyetler için elzemdir.

Her şeyden önce hemen belirteyim, aşırı tuz hipertansiyon hastaları için zararlıdır! Ancak bazı gerçekleri de vurgulamak gerekir!

Tuz, insanda hipertansiyona neden olmaz, yani çok tuzlu yediniz diye ileride hipertansiyon hastası olunmaz. Sağlıklı bir insanda böbrekler günde 30 gr tuzu hiçbir zararlı yan etki olmaksızın idrarla rahatça atar. Genç ve sağlıklı bir insan, önerilen günlük tuz miktarının 10 katını alsa dahi tansiyonunda milim oynama olmaz!

Hipertansiyon hastalarında ise böbreklerin tuz metabolizması bozulduğundan, fazla tuz alınması vücutta su tutulmasına neden olur ve hipertansiyonu azdırır.

Hipertansiyon tedavisinde 'tuz kısıtlaması' gereklidir ama son yıllarda bu tuz fobisinin ayarı kaçmış gibi görünüyor.

Otorite geçinen birisi kalkar bir demeç verir: 'Tuz zararlıdır...' Basın, altın bulmuş gibi bunun üstüne atlar, başlar bangır bangır bağırmaya, 'Tuz zararlıdır' diye... İşin komik tarafı, bir süre sonra doktorlar da buna inanmaya başlar. Neye dayanarak bunu söylerler bilinmez.

2006 yılında Albert Einstein Üniversitesi Tıp Fakültesi'nde Cohen ve çalışma arkadaşları tarafından yapılan bir araştırma, (NHANESII) düşük tuzlu bir beslenme alışkanlığı (1500 mg'dan az) olan kişilerin daha yüksek oranda tuz yiyen kişilere göre kalp hastalığı veya felçten ölme risklerinin %37 oranında fazla olduğunu göstermiştir.

Buyurun buradan yakın!

Çok zaman hekimler açıklama yapmaksızın 'Tuz yasak' der, hasta da bu lafı fazla ciddiye alır. Tuzsuz bir diyet özellikle diüretik (idrar söktürücü) içeren tansiyon ilaçları ile birlikte alındığında tehlikeli tuz eksikliğine ve tansiyon düşüklüklerine neden olur. Tedavi gören tansiyon hastalarında halsizlik, yorgunluk ve sersemlik sık görülen yan etkilerdendir. Bu durum genellikle ilaç dozlarında ayarlama yapılarak düzeltilmeye çalışılır, ancak bu da tansiyonda dengesizlik yaratır. Asıl sorun, tuz alımında yetersizliktir.

Yakın zamanda bir bayan dostum hastaneye ziyaretime geldi. Birkaç gün önce yolda yürürken bir baygınlık geçirmiş, o günden beri de müthiş bir halsizliği varmış. Kendisini muayene ettiğimde tansiyonunun düşük olması dışında pek önemli bir şey bulamadım ama akşam kan tahlili çıktığında durum anlaşıldı. Kan sodyum düzeyi düşüktü. Sorguladığımda anlaşıldı ki, yakın zamanda televizyonda 'tuzun zararları' üzerine bir program izlemiş ve beslenmesinden tuzu çıkarmış. Zaten tansiyon ilacı kullanan dostumun bütün dengeleri altüst olmuş.

Acıktığınız zaman yediğiniz, susadığınız zaman su içtiğiniz gibi, eğer canınız tuz istiyorsa kullanın. Muhtemelen ihtiyacınız vardır. Tuz zararlı diye hiç tuz almamak olmaz. Kaşık kaşık tuz yiyin demiyorum ama tuz 'öcü' değil.

Doğal tuz/rafine tuz

Konu tuzdan açılmışken, kafaları karıştıran bir konudan bahsetmeden geçemeyeceğim. Tuz denince, marketten aldığımız paketlenmiş ürün akla gelir. Bu, rafine tuzdur (üzerinde de yazar). Rafine tuz, kaynağı ne olursa olsun saflaştırma işleminden geçmiş tuzdur. Bu işlem için başta hidroklorik asit olmak üzere birçok kimyasal madde kullanılır (tuzda aldığınız hafif klor kokusu bundandır). Ayrıca, tuza iyot ve bazı topaklanmayı önleyici kimyasal maddeler de ilave edilir. Bu durumda tuzun zararlarına ilaveten muhtemelen ondan daha zararlı kimyasal maddelerin zararları biner. Buna karşın son zamanlarda moda olan 'Himalaya tuzu', 'Kaçkar tuzu', 'Çankırı tuzu' ve işlenmemiş 'deniz tuzu' daha sağlıklı alternatif tuzlar olarak mutfağımıza girmektedir. Bunların tek avantajı işlenmemiş olmalarıdır, yoksa içeriklerindeki bazı ilave mineraller nedeniyle özel bir faydaları yoktur ve sonuçta tuzdur. Özet olarak, rafine tuzlardan ziyade doğal, işlenmemiş tuzlar tercih edilmeli, ancak yine de ölçülü kullanılmalıdır.

Özellikle yüksek tansiyon hastalarının dikkat etmesi gereken ve sofra tuzundan daha tehlikeli birçok ürün var çevremizde! Restoran yemekleri, hazır yemekler, konserveler, turşular, işlenmiş şarküteri etleri (salam, sosis, sucuk vb), hazır soslar, hazır çorbalar, fast food'lar, cips gibi çerezler, Çin yemeklerinin vazgeçilmez unsuru soya sosu ve hatta birçok meşrubat yüksek oranda tuz ve lezzet artırıcı bir madde olan MSG (mono sodyum glutamat) içerir. Özellikle MSG yüksek oranda su tutulmasına ve tansiyon yükselmelerine neden olan bir maddedir. Bu tür gıdalardaki tuz miktarı bazen astronomik seviyelere ulaşabilir.

Her konuda olduğu gibi, tuz konusunda da
ılımlı ve dengeli olmakta fayda var.

İnsülin Direnci ve Şeker Hastalığı

İnsülin, pankreas bezinden salgılanan ve şeker metabolizması için hayati öneme sahip bir hormondur. Görevi, kandaki şekerin (glikoz) hücrelerimiz tarafından enerji olarak kullanılmasını sağlamaktır. Yani insülin, şekerin hücre içine girmesi için açması gereken kilidin anahtarıdır. İnsülinin bir görevi de şeker fazlasının yağ olarak depolanmasını sağlamaktır.

Genellikle çocukluk çağında pankreas bezinin hastalığı sonucunda oluşan ve insülin hormonunun yapılamaması ile sonuçlanan hastalık tip-1 diyabettir ama konumuz bu değil, daha ileri yaşlarda yaşam tarzımız nedeniyle ortaya çıkan 'insülin direnci' ve 'tip-2 diyabet'.

İnsülin direnci

İnsülin direnci, hücrelerin insüline olan hassasiyetlerinin kaybolmasıdır. Bu durumda, şekerin hücre içine girmesi için daha çok insülin salgılanması gerekmektedir. Bu durum, bir uyuşturucu müptelasının 'kafa bulmak' için zamanla daha çok uyuşturucuya ihtiyacının olmasına benzetilebilir.

İnsülin direnci durumunda, kan tetkiklerinde şeker değeri normal veya hafif yüksek ve insülin seviyesi yüksek bulunur. Durum, şeker yükleme (tolerans) testi ile teyit edilir. İnsülin direnci, eskilerin 'gizli şeker' dedikleri durumdur.

Neden oluyor?

İnsülin direncinin oluşumunda en önemli faktör, sağlıksız beslenmedir. Yüksek kalorili, şekerli ve yağlı gıdalar yenilmesi öncelikle enerji dengesinde bozulmaya ve sonucunda şişmanlığa, karaciğer (fatty liver disease) ve iç organ yağlanmasına (visceral fat) neden olur. Zamanla özellikle iç organların çevresindeki yağ dokusundan salgılanmaya başlayan enflamatuar hormonlar (sitokinler) enflamasyona neden olarak insülin direncini daha da artırır. Bu arada, bol bol yediğimiz suni ve işlenmiş gıdalardaki kimyasal koruyucu maddeler, lezzet artırıcı maddeler ve yapay tatlandırıcıların da enflamasyona neden olarak insülin direncine katkıda bulunduğu düşünülüyor.

Önemli not!

İnsülin direnci veya şeker hastalığı dendiğinde ilk akla gelen şeyler şeker ve karbonhidratlardır. Bu büyük oranda doğrudur zira şekerli ve karbonhidratlı gıdalar kana şeker olarak geçer ve kan şekerinin yükselmesine ve fazlasının da yağ olarak birikmesine neden olur. Son yıllarda yapılan araştırmalar tek suçlunun karbonhidratlar olmadığını, kanda dolaşan 'serbest yağ asitleri'nin de insülin direncinin gelişmesinde önemli rol oynadığını göstermiştir (cellular lipotoxicity).

Dört dörtlük şeker hastalığı oluşana kadar insülin direnci hiçbir belirti vermez ama için için büyük zarar verir. Her şeyden önce kanda çok fazla olmasa da yüksekçe şeker dahi enflamasyona neden olur, damarlara zarar verir. İnsülin yüksekliği de hücrelerimizi yaşlanmaktan koruyan bazı genlerin çalışmasını engeller.

İnsülin direnci ve şeker hastalığının şişmanlık ile olan ilişkisi her ne kadar kesinse de, normal kiloda olanlar hemen sevinmesin. Normal kiloda olup insülin direncine sahip olmak çok mümkün. Harvard Üniversitesi'nce yapılan bir araştırmada, göz kararıyla normal kiloda görünen ve rastgele seçilmiş (35-50 yaşları arasında) 100 kişide yapılan tetkiklerde %35'inde insülin direnci ve karaciğer yağlanması tespit edilmiştir. Bu bakımdan, normal kiloda olan kişiler dâhil, ailesinde şeker hastalığı öyküsü olan herkesin belirli aralıklarla yapılan check-up'larda karaciğer yağlanması ve insülin direncinin olup olmadığı araştırılmalıdır.

İnsülin direncinden şeker hastalığına doğru...

Yaşam ve beslenme tarzı değişmediği sürece, insülin direnci giderek artar. Glikozu hücre içine sokup enerji olarak kullanmak için her gün daha fazla insülin gerekecektir. Zamanla kan şeker ve insülin düzeyleri daha da artar, ta ki pankreas artık yorulup yeteri kadar insülin salgılayamayacak noktaya gelene kadar. Artık kan şekeri giderek artacak ama kan insülin düzeyi artamayacaktır. Hoş geldin şeker hastalığı!

İşin kötü tarafı, bütün bunlar olurken, hatta şeker hastalığı oluştuktan sonra dahi pek az ve çoğu müphem belirti verirler. tip-2 diyabet sinsi bir hastalıktır. Uzun süre önemli bir belirti vermez ve genellikle rutin bir check-up veya kan tahlili sonucunda ortaya çıkar. Zamanla şeker hastalığının klasik belirtileri ortaya çıkar; halsizlik, çok susama ve su içme, çok idrara çıkma, sürekli açlık hissi!

Şeker hastalığının zararları ve sonuçları

Şeker hastalığı, 'damarların kanseri'dir! Kan şeker seviyelerinin sürekli olarak yüksek olması özellikle kılcal damarlarda enflamasyona, kalınlaşmaya ve sonunda tıkanmaya neden olur. Zamanla hastalık daha büyük damarlara da sıçrar. Bu nedenle, özellikle damardan zengin organlarımız (gözler, böbrekler ve kalp) bu durumdan büyük zarar görür ve ciddi hastalıklar ile sonuçlanır! Körlük, böbrek yetmezliği, koroner kalp hastalığı, tıkayıcı damar hastalıkları, iktidarsızlık vb.

Şeker hastalığı gerçek bir ömür törpüsüdür ve en kısa sürede önüne geçilmediği, tedavi edilmediği takdirde sonu, daima yaşam kalitesini son derece bozan ciddi hastalıklar ile biter.

Tip-2 diyabet hastalığının bazı 'şeker düşürücü' ilaçlarla tedavisi sonunda kan şeker seviyesi düşürülebiliyor ama uzun vadede damar komplikasyonlarının önüne geçilemiyor. Bunun nedeni, insülin direncine neden olan faktörlerin ortadan kaldırılamamış olmasıdır.

İnsülin direnci ve şeker hastalığından korunma ve tedavisi

İnsülin direnci ve tip-2 şeker hastalığının gerçek tedavisi, bu hastalıklara neden olan faktörlerin ortadan kaldırılması ile olur. Şeker düşürücü ilaçlar elbette kullanılacaktır ama bu ilaçlar gerçek anlamda tedavi edici değildir ve uzun vadeli komplikasyonları önleyemez. Amaç, bir an önce metabolizmanın normale çevrilerek ilaç tedavisine gerek kalmamasıdır.

O halde, insülin direnci ve tip-2 şeker hastalığına neden olan faktörleri tekrar gözden geçirelim...

- Başta şekerli, karbonhidratlı gıdalar olmak üzere yüksek kalorili gıdaların aşırı miktarlarda alımı,
- Hayvansal doymuş yağların neden olduğu hücresel yağlanma,
- Bunların neden olduğu karaciğer ve iç organ yağlanması,
- Bunların neden olduğu enflamasyon,
- Suni ve işlenmiş gıdaların neden olduğu enflamasyon,
- Hareketsizlik.

Görüldüğü gibi, insülin direncine neden olan faktörler girift bir şekilde birbirleriyle ilişkili ama hepsinin ortak çıkış noktası aynı, yanlış beslenme! O halde işe beslenmeyle başlayalım.

Suçlular

- Şeker ve tatlılar,
- Beyaz un ve bununla yapılan hamur işi gıdalar,
- Pirinç pilavı,
- Hayvansal doymuş yağlar (yağlı et, tereyağı, krema, kaymak),
- Trans yağlar,
- İşlenmiş etler (salam, sucuk, sosis),
- İşlenmiş hazır gıdalar,
- Alkol.

İşe, yukarıdaki gıdalardan mümkün olduğu kadar kaçınmak ile başlayalım.

Bunların yerine tercih edilecek gıdalar

- Salatalar,
- Sebze,
- Meyve,
- Posalı gıdalar,
- Baklagiller,
- Kompleks karbonhidratlar,
- Zeytinyağı.

Bütün bu gıdalar şeker ve yağ metabolizmamızın normal işleyişi için elzem olup ilgili bölümlerde detaylı olarak tartışılacaktır.

Hareket

Zararlı gıdaları faydalı olanlarla değiştirmek işin ilk adımı ama asıl hedef, yıllar içinde birikmiş (yılanın başı) karaciğer ve iç organ yağlarının eritilmesidir. Bu amaçla mutlaka bir negatif kalori dengesinin oluşturulması, yani harcadığımızdan daha azını yemeyi gerektirir. Bu, sadece 'boğazdan keserek' sürdürülmesi bir hayli zor bir iş ve zaten doğru değil. Aldığımız kalorilerin çoğu kaslarımızda yakılmaktadır. Hareket etmek, hatta nefes alıp vermek ve vücut ısımızın 36,6 derecede muhafaza edilmesi hep kaslarımızda yakılan kaloriler sayesinde olmaktadır. İnsülin direncinin en çok etkilediği dokumuz da kaslarımızdır. Bu nedenle, kaslarımızın düzenli olarak çalıştırılması kalori yakmak, insülin direncini kırmak, negatif enerji dengesini oluşturmak ve yağları yakmak için elzemdir.

Kitabın 'hareket' bölümünde bu konuyu detaylı olarak işliyoruz ama şimdilik özetle, hedefe ulaşmak için her gün en az 10-15 dakika sabah egzersizi ve ayrıca gün içerisinde en az 30 dakika tempolu bir yürüyüş şarttır. Unutmayın, hiçbir zayıflama rejimi düzenli hareket ve spor yapılmaksızın başarılı olamaz.

Allah aşkına şu pankreasınızı biraz rahat bırakın...

Zaman zaman aç kalmak (oruç)

İnsülin direncinin kırılması için kan şeker düzeyinin ve buna paralel olarak da insülin düzeyinin düşmesi gerekmektedir. Belirli süreler aç kalmak bunun en etkili yöntemidir. Oruç ile ilgili bölümde bu konuda yapılan olağanüstü bilimsel çalışmaları ve bunun arkasındaki mantığı işleyeceğiz.

Kalp ve Damar Hastalıkları

> Kalp ve damar hastalıkları, tüm ölüm nedenleri içinde %34 ile dünyada birinci sıradadır!

Çağımızın 1 numaralı katili!!!

Orta yaşlar kalp ve damar hastalıklarının ortaya çıkmaya başladığı yıllardır. Bu hastalıklara yakalanıp yakalanmayacağımızı büyük oranda o güne kadar yaşadığımız hayat belirler. Yani 45'ine kadar pırıl pırıl sağlıklıyken hastalık bir günde aniden ortaya çıkmıyor.

Neyse ki (genç yaşta küt diye devrilip giden bahtsızlar dışında) çoğumuz için vakit çok geç değil. Doğru bir yaşam tarzı ile kalp ve damar hastalıklarından korunulabilir, bu hastalıklar duraklatılabilir ve hatta geriletilebilir!

Bir açıklık getirelim: Bu bölümde bahsedilen kalp-damar hastalıkları, arterioskleroz (damar sertliği) nedeniyle gelişen 'koroner arter hastalığı' ve tıkayıcı damar hastalıklarıdır.

Bazı istatistikler

Amerika Birleşik Devletleri'nde:

- 17,6 milyon 'koroner arter' hastası var (nüfusun %7,9'u).
- Her yıl 8,5 milyon kişi kalp krizi geçiriyor.
- Her yıl 425.000 kişi koroner arter hastalığı nedeniyle ölüyor.
- Ölenlerin üçte biri 65 yaş altında!
- Erkek/kadın oranı neredeyse eşit!

Kalp ve damar hastalıkları tüm ölüm nedenleri içinde %34

ile dünyada birinci sıradadır! Bu oranlar ülkemizde de aynı gibi... Türkiye'deki sayılar için, yukarıdaki sayıları kabaca 4'e bölebilirsiniz.

40 yaşını geçmiş her erkek, 50 yaşını geçmiş her kadın koroner arter hastalığına adaydır!

Öf be!!!

İçiniz daraldı değil mi?

Daralsın!

Konunun ciddiyetini vurgulamak için biraz haşin yazdım ama bunlar gerçekler. Çok zaman görmek istemediğimiz, inkâr ettiğimiz gerçekler. Gün geçmiyor ki çevremizde birinin kalp krizi geçirdiği, koroner bypass olduğu veya stent takıldığı ve en kötüsü öldüğü haberi gelmesin. Yıllar ilerledikçe bu haberler de artıyor nedense!

Aklınızda soru işaretleri belirdi mi?

'Bende koroner arter hastalığı var mı?'

Kadın/erkek, orta yaşa dayanmış herkesin bir aşamada aklına gelen can sıkıcı bir soru! Yakın çevremizde yaşanan bir kalp rahatsızlığı, TV'de izlenen bir zamansız ölüm haberi veya kendimizde hissettiğimiz ufak tefek bazı değişik sıkıntılar bu soruyu sormamıza neden olur.

Hemen telaşa kapılmadan önce koroner kalp hastalığının ABC'sini birkaç soruyla gözden geçirelim

- Erkek 45, kadın 55 yaşın üzerinde misiniz?
- Ailenizde birinci dereceden akrabalarınızda (anne, baba, dede, amca) kalp hastalığı var mı?
- Sigara içiyor musunuz?
- Tansiyonunuz yüksek mi?
- Şeker hastalığınız var mı (açlık kan şekeri 105'ten fazla mı)?
- Kolesterol düzeyleriniz yüksek mi?

- Stresli bir yaşantınız var mı?
- Eforla (yürümek, koşmak, merdiven çıkmak) göğsünüzde ağrı hissediyor musunuz?
- Zaman zaman çarpıntı hissediyor musunuz?
- Fazla kilonuz var mı?

Bu sorulardan 4 veya fazlasına EVET diye cevap veriyorsanız ve özellikle ailenizde koroner kalp hastalığı geçmişi varsa bir doktora (kardiyolog veya kalp cerrahına) başvurmanızı öneririm. Kan tahlili ve eforlu EKG'den oluşan basit bir check-up ile çok ciddi sonuçlar doğurabilecek bir hastalık zamanında tespit ve tedavi edilebilir veya önlenebilir.

Peki, nedir bu koroner arter hastalığı?

Koroner arter hastalığı (KAH), kalbi besleyen koroner damarların damar sertliği (arterioskleroz) nedeniyle daralması ve tıkanmasıdır. Arterioskleroz hadisesi, damarlarımızın tabakaları arasına 'kolesterol' moleküllerinin oturması ve daha sonra bu bölgenin sertleşerek yapısının bozulması ile oluşur. Zamanla damar iç yüzeyi bozulur, daralır ve sonunda tıkanır.

Arterioskleroz durumu erkeklerde ergenlik çağında başlar ve kişiye göre değişen bir hızda, yavaş fakat emin adımlarla ilerler. Arterioskleroz'un doğal gidişatı hakkındaki ilk bilimsel bilgiler Vietnam savaşında ölen genç askerlerin otopsilerinde ortaya çıkmıştır. 18-19 yaşındaki genç askerlerin damarlarında arteriosklerozun ilk başlangıçları olan yağlanmalar (fatty streaks) tespit edilmiştir.

Kadınlar menopoza kadar hormonlarının koruması altında ve Allah tarafından torpillidirler. Menopozdan sonra arterioskleroz erkeklerden daha hızlı bir seyir gösterir ve 60 yaşlarında erkeklerdeki düzeye yetişir.

Arterioskleroz kısmen yaşlanmanın doğal bir parçasıdır ama

bu süreç kişiden kişiye değişir. Genetik mirasımız en önemli belirleyici faktörlerden biridir. Bazı ailelerde kalp ve damar hastalıklarının daha sık ve daha erken yaşlarda ortaya çıktığı görülür. Bunun nedeni kesin olarak belli olmamakla beraber şeker ve kolesterol metabolizmaları ve damarların sağlığını belirleyen hormonlar ve kimyasal maddeler ile ilgili olduğu sanılmaktadır.

Kalp ve damar hastalıklarına olan genetik yatkınlığımızın yanı sıra bu sürecin hızını, derecesini ve hastalıkların ortaya çıkmasını belirleyen en önemli faktör yaşam biçimimizdir. Başta beslenme olmak üzere hayatımızın neredeyse her unsuru ileri yaşlardaki yaşam kalitemizi ve oluşacak hastalıkları belirler.

Birkaç yıl önce hastanedeki odama, ellerinde 'angio' cd'si ve raporuyla yaşlı bir çift ve orta yaşlı oğulları geldi. Bana gönderildiğine göre, bir 'koroner bypass' ameliyatı gerekiyordu besbelli. Hasta dosyasına bakıp angio cd'sini izledikten sonra yaşlı amcaya dönüp kalbini besleyen 3 ana damarın üçünde de darlıklar ve tıkanıklıklar olduğunu ve kendisine bir koroner bypass ameliyatı yapmamız gerektiğini anlattım. Adamcağız büyük bir sükûnetle beni dinledikten sonra, "Sağ ol doktor bey, ne gerekiyorsa yapalım ama hasta ben değilim, oğlum..." dedi! Kendimi ters köşeye yatıp gol yemiş kaleci gibi hissettim. Yaşına bakıp otomatik olarak hastanın o olduğunu varsaymıştım. Şaşkınlığımı ifade edince de adamcağız oğlunu genç yaşta bu hale getirenin 'şehir hayatı' ve sağlıksız yaşam tarzı olduğunu anlattı. Biraz teşvikle de kendi 'sağlıklı yaşam felsefesini' anlatmaya başladı. 81 yaşındaydı, 'beton' gibi sağlam bir fiziğe sahipti. Sadece kendi bahçesinde yetiştirdiği sebze ve meyveyi yiyorlardı, yıllardır toz şeker yemiyor, çayı dahi kendi kovanlarından elde ettikleri bal ile tatlandırıyorlardı. Sağlığını da bu bala ve her gün içtiği taze süte bağlıyordu. O adamcağıza daha çok zaman ayırıp yaşantısının detaylarını öğrenemediğime hâlâ yanarım...

Koroner arter hastalığının klasik risk faktörleri

- Genetik mirasımız,
- Sigara,
- Hipertansiyon,
- Kötü beslenme ve obezite,
- Kan yağlarının (özellikle LDL kolesterolün) yüksek olması,
- Şeker hastalığı,
- Stres,
- Hareketsiz yaşam tarzı.

Son 40 senedir koroner arter hastalığının büyük oranda kandaki LDL (kötü) kolesterol yüksekliğine bağlı olduğuna inanılıyordu. Bu kısmen doğru ama bu teorinin önemli bir eksiği vardı. Tek sorumlu kolesterol olsaydı, kolesterolü yüksek olan herkes mutlaka koroner arter hastası olurdu, halbuki öyle değil. Dahası, koroner arter hastası olup koroner bypass ameliyatına gelen hastaların önemli bir kısmının kolesterollerinin normal olduğunu da biliyoruz.

Neden bu kötü kolesterol (LDL) bazı insanların damarlarına oturuyor da bazılarına oturmuyor? Neden kolesterolü normal kişiler koroner hastası olabiliyor? Bilim dünyası bu konuyu artık daha iyi anlamaya başladı. Yukarıda saydığımız risk faktörlerinden özellikle sigara, kötü beslenme ve obezite, şeker hastalığı ve stresin ortak özellikleri tüm hücrelerimizde enflamasyona (yangı) neden olmalarıdır.

Enflamasyon (yangı)/içimizdeki yangın!

Yangı, bağışıklık sistemimizin 'yabancı' olarak algıladığı her türlü maddeye gösterdiği, bizi korumaya yönelik normal ve gerekli bir reaksiyondur. Örneğin, bir sivrisinek ısırığının çevresinde oluşan kızarıklık bir yangıdır, mikroplanmış bir yarada oluşan iltihap da yangıdır, herhangi bir alerji de bir yangıdır. Bağışıklık sistemi yabancı olarak algıladığı maddeyi (grip virüsü diyelim) sınırlamak ve yok etmek için bölgeye kandaki özel koruyucu hücreleri (lökosit, lenfosit vb) gönderir. Bu hücreler de bazı kimyasal maddeler salgılayarak düşmanı zayıflatmaya ve öldürmeye çalışarak savaşır. Bu savaş sırasında ortaya çıkan 'toz duman' da yangıdır işte. O toz duman bizde kendini kızarıklık, kaşıntı, nezle gibi şekillerde gösterir.

Bir de göremediğimiz yangı var, kronik enflamasyon. İşte bizi yiyip bitiren, yaşlandıran ve hasta eden yangı bu!

Neden ve nasıl oluyor bu kronik yangı?

Bağışıklık sistemimiz bize yabancı olan her şeye yangı ile reaksiyon verir. Eğer o yabancı maddelerin bedenimize girmesi sürekli bir hal alırsa, yangı da devamlı bir hal alır ve müzminleşir, yani kronik hale gelir. Günümüzde, bağışıklık sistemimizin 'yabancı madde' olarak algıladığı maddelere sürekli olarak maruz kalıyoruz, hatta büyük çoğunluğunu biz bilerek veya bilmeyerek her gün kendi elimizle ağzımıza atıyoruz!

Yangıya neden olan maddeler

- Trans yağlar, margarinler, rafine sıvı yağlar,
- Rafine şeker, mısır şurubu,
- Suni tatlandırıcılar,
- Hazır gıdalarda kullanılan koruyucu, renklendirici ve lezzet verici maddeler,
- İşlenmiş et ürünleri (sucuk, salam, sosis vb),
- Meşrubatlar,
- Alkol,
- Sigara,
- Hava kirliliği,
- Stres.

Kısacası, doğal olmayan her şey bedenimizde genel ve kronik yangıya neden olmaktadır. Bu arada, şişman kimselerde vücut yağlarının kendisi de yangıya neden olan bazı maddeler (sitokinler, adipokinler) salgılamaktadır.

Yangı'nın sağlığımıza olan zararlı etkileri

- Bir sivrisinek ısırığı sonucu oluşan yerel bir yangıdan farklı olarak, genel yangı, başta damarlarımız ve hücrelerimiz olmak üzere bütün bedenimizi sarar. İşin kötü tarafı, bu durum hiçbir belirti vermez. Bu yoğun 'saldırı' karşısında bağışıklık sistemimiz 'alarm' durumuna geçerek olayı söndürmeye çalışır ama gösterdiği reaksiyon çoğu zaman olayı dindireceğine iyice azdırır.
- Yangı, başta damarlarımız olmak üzere tüm hücrelerimizi etkiler. Hücrelerimizin yapısı ve işlevleri bozulur ve hastalıklara karşı savunmasız kalır.
- Yangının belki en önemli zararlarından biri, hücrelerimizde DNA hasarına neden olmasıdır. Bu da hatalı hücre bölünmesi nedeniyle kanserleşmenin ilk adımıdır.
- Romatizmal eklem hastalıkları, gut hastalığı, birçok cilt ve bağırsak hastalığı çeşitli nedenlerle oluşan enflamasyona bağlı olarak gelişen hastalıklardır.
- Damarlarımızı etkileyerek genişleme fonksiyonlarını bozar, damarlarımızın iç duvarlarını zedeleyerek buralara kolesterol oturmasına ve sertleşmelerine neden olur. Damarlarda olan bu hasar zamanla hipertansiyon ve koroner kalp hastalıklarına neden olur.

İşte, yukarıda sorduğumuz, 'Neden kolesterol bazı insanların damarlarına oturuyor da bazılarına oturmuyor?' sorusunun cevabı: Enflamasyon. Enflamasyon nedeni ile zedelenen damarlara da kolesterol oturarak koroner arter hastalığına neden oluyor.

Görüldüğü üzere, 'yangı' uzun vadede bize büyük zarar veren bir durum! Hastalıklar ortaya çıkıncaya kadar belirti vermediği için de genellikle üzerinde durulmuyor ve ihmal ediliyor.

'Bende enflamasyon var mı?' sorusunun cevabına gelince...

Kan tetkikleri ile enflamasyonun derecesi saptanabiliyor. Kanda ölçülen 'hs-CRP', enflamasyonun en iyi göstergesidir. Bilimsel çalışmalar yüksek CRP düzeyleri ile kalp hastalığı arasında doğrudan bir ilişkiye işaret etmektedir.

Tavsiyem, bir dahaki sağlık kontrolünüzde doktorunuzdan bir enflamasyon değerlendirmesi isteyin.

Enflamasyonun önüne nasıl geçilir?

Her şeyden önce yukarıda saydığımız enflamasyon yapan nedenlerden ve zararlı suni gıdalardan kaçınmamız şart. İkinci adım ise, yangıyı söndürdüğünü bildiğimiz 'anti-enflamatuar diyet' uygulamaktır. Diyet lafı sizi korkutmasın, bol bol taze meyve, sebze ve salata yemekten bahsediyorum. Ne kadar çok yerseniz bunları, o kadar iyi!!!

En değerli anti-enflamatuar besinler

- Domates (mevsiminde taze tarla domatesi veya domates suyu),
- Zeytinyağı,
- Brokoli, karnabahar, lahana,
- Başta semizotu ve ıspanak olmak üzere her tür yeşillik,
- Bakliyat,
- Omega-3'ten zengin yağlı balıklar,
- Sarımsak,
- Kırmızı pancar,
- Zerdeçal ve tarçın,

- Başta ceviz olmak üzere çiğ kuruyemişler,
- Narenciye,
- Vişne,
- Böğürtlen gibi koyu renkli meyveler.

Enflamasyondan korunmanın en sağlıklı yollarından biri de düzenli hareket ve spordur. Kasların kasılması sonucu salgılanan 'miyokinler' metabolizma düzenleyici görev görerek anti-enflamatuar etki yapar.

Bu arada, 'asrın ilacı' olan mütevazı Aspirin'in de önemli anti-enflamatuar etkisi var. 40 yaşını geçmiş herkese 100 mg Aspirini kan sulandırıcı ve bu amaçla öneriyorum (yan etkilerini göz önünde bulundurarak). Ama Aspirine güvenip, saydığımız diğer önlemleri ihmal etmeyin sakın!

Az bilinen koroner arter hastalığı risk faktörleri

Klasik risk faktörleri dışında günlük hayatımızda yer alan bazı durum ve alışkanlıklarımızın koroner arter hastalığını ve buna bağlı olarak gelişebilecek kalp krizlerini tetiklediği gösterilmiştir:

- **Kötümserlik:** Harvard Üniversitesi tarafından yapılan bir araştırma, kötümser kişilerin kalp krizi geçirme risklerinin iyimserlere göre %50 daha yüksek olduğunu göstermiştir. Öte yandan, olumlu ve neşeli bir yapıya sahip olmanın ve gülmenin faydalarını ileride detaylı olarak inceleyeceğiz.
- **Televizyon:** Yakın zamanda tamamlanan ve Amerikan Kardiyoloji Derneği'nin dergisinde (*JAMA*) yayımlanan bir araştırma, günde 4 saatten fazla TV izleyen kişilerin kalp hastalığından ölme risklerinin %50 daha yüksek olduğunu göstermiştir. TV izlemek ve buna bağlı hareketsizlik neredeyse sigara kadar önemli bir risk faktörüdür.

- **Dişeti hastalığı:** *Journal of Aging Research* dergisinde yayımlanan bir araştırma, diş hijyeni iyi olmayan ve dişeti hastalığı olan kişilerin koroner arter hastalığına yakalanma riskinin %30 daha yüksek olduğunu bildirmektedir. Orta yaşlarda daha yoğun olarak görülmeye başlanan dişeti hastalıkları, diş kayıplarına neden olmasının yanı sıra koroner arter hastalığı için bir risk faktörü teşkil etmektedir. Dişeti hastalığına neden bakterilerin, henüz tam anlaşılamayan bir yolla koroner arterlerde daralmaya neden olan enflamasyona (yangı) yol açtığı düşünülmektedir.
- **Horlama ve uyku apnesi:** Özellikle kilolu erkeklerde görülen aşırı horlama ve uyku apnesi (uyku sırasında nefes almada kesinti) kalp krizlerini tetikleyen önemli bir risk faktörüdür.

Koroner arter hastalığının belirtileri

Koroner arter hastalığının belirtileri standart ve sabit değildir. Hastalığın derecesine, kişinin hareketliliğine veya hareketsizliğine, kişinin şeker hastası olup olmadığına ve hatta kişinin karakterine göre değişir.

Koroner arter hastalığının klasik belirtisi 'göğüs ağrısı'dır (angina pektoris). Koroner arter hastalığında göğüs ağrısı eforla, yani hızlı yürümek, koşmak, merdiven çıkmak gibi durumlar sonucu ortaya çıkar. Göğsün ortasında bir ağrı, yanma veya ağırlık gibi hissedilir, bazen boyna veya sol kola vurur. Klasik angina pektoris dinlenmekle geçer!

Angina pektoris'in algılanması kişiden kişiye değişebilir. Kimi insan en ufak bir rahatsızlıkta bunu önemli kabul eder ve hekimine başvurur. Evhamlı olmak bu durumda işe yarar, zira kişinin başına vahim bir durum gelmeden erken tanıya götürür. Kimi insan ise göğüs ağrısının dinlenmekle geçtiğine bakarak önemli olmadığına inanır, tanıyı geciktirir ve tehlikeli durumlara zemin oluşturur. Kimisi ise (özellikle erkekler) karizmayı çizdirmemek için olayı inkâr eder! Öte yandan, hareketsiz bir yaşam sürdüren kişiler efor sarf etmedikleri için göğüs ağrısı da hissetmezler!

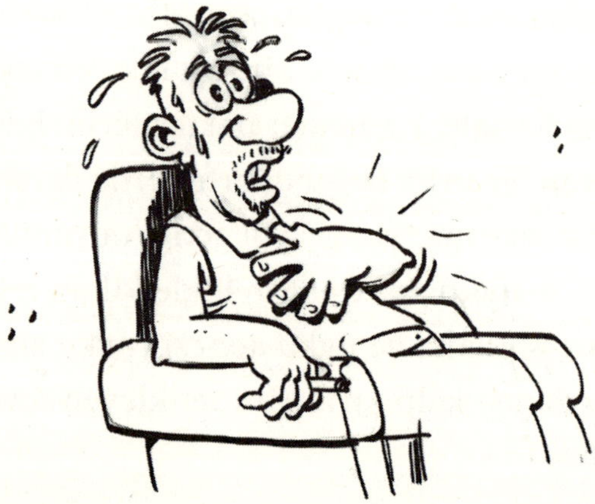

Bazı durumlarda koroner arter hastalığı hiçbir belirti vermeksizin kendini bir 'kalp krizi' (miyokard enfarktüsü) ile gösterir. Koroner arter hastalığında en kötü senaryo, hastalığın kendini hiçbir ön belirti vermeden 'ani ölüm' (sudden death synrome) ile göstermesidir.

Önemli bir parantez: Kadınlarda kalp hastalıkları

Koroner arter hastalığı (KAH) uzun yıllar bir 'erkek hastalığı' olarak bilinirdi. Gerçekte ise 60 yaşlarından sonra KAH görülme oranı kadınlarda erkeklerle nerdeyse aynı. İşin ilginç (ve trajik) yönü ise koroner arter hastalığından ölme oranının kadınlarda erkeklere göre daha yüksek olmasıdır! Bu durumun en önemli nedeni, koroner kalp hastalığı üzerine bildiklerimizin çoğunlukla erkekler üzerinde yapılan gözlem ve çalışmalara dayanması ve bu bilgilerimizin çok zaman kadınlar için geçerli olmaması ve erken belirtilerin gözden kaçmasıdır.

Koroner arter hastalığının klasik belirtisi olan, eforla ortaya çıkan göğüs ağrısı (angina pektoris) çok zaman kadınlarda görülmeyebiliyor ve çok daha farklı müphem belirtiler ile kendini gösterebiliyor:

- Yorgunluk, halsizlik,
- Nefes darlığı,
- Çarpıntı,
- Boyun, omuz, sırt, karın ağrısı.

Menopoz sonrasında bütün kadınların (özellikle ailesinde koroner arter hastalığı hikâyesi olanlar) kalp yönünden bir check-up'tan geçmelerinde fayda var.

> Yıllar önce kalp krizi geçiren annem, krizden haftalar önce sürekli olarak omuz ve sırt ağrısından şikâyet etti durdu. Ailede 3 doktor var, hepimiz durumu gözden kaçırdık, uzun atladık! Kalp krizi gelince 'jeton düştü'!

Kalp krizlerini tetikleyen durumlar

- Ağır efor
- Ani tansiyon yükselmeleri
- Ani üzüntü veya sinirlenme
- Ağır yemekler
- Aşırı miktarda alkol
- Soğuk hava

Kalp krizi belirtileri

- Göğüs ortasında başlayan, sırta, boyna ve/veya sol kola vuran şiddetli ağrı,
- Soğuk terleme,
- Bulantı,

- Ölüm korkusu hissi,
- Nefes darlığı,
- Çarpıntı.

Kalp krizi, tıbbın en tehlikeli acil durumudur. Kalp krizi belirtilerini bilmek, tanımak hayati öneme sahiptir. **Kalp krizi geçiren kişilerin üçte biri ilk 3 saat içinde ölür!!!** Kalp krizini atlatan diğer kişilerin büyük çoğunluğunda kalpte az veya çok kalıcı hasar oluşur. Kalpte oluşan hasar kişinin yaşam kalitesinde önemli kısıtlamalara neden olur.

Kalp krizi durumunda yapılacaklar

Kalp krizinin ilk birkaç saati hayati önemi haizdir. Bu süre içinde yapılacaklar ölüm ile yaşam arasındaki farkı belirler.

Kalp krizi çoğu zaman önden hafif hafif belirti vermeye başlar. Göğüste bir rahatsızlık hissi, mide ekşimesi, hafif bulantı şeklinde ön belirtiler ilk uyarı sinyalleridir. Hiç kimse kendine bir kalp krizini yakıştırmaz. İnsan doğası bu tür olayları hafife alma veya inkâr etme eğilimindedir. Bu yaklaşım, tabii bu durumda yapılacak en kötü şeydir.

Anormal bir durum ile karşı karşıya kaldığımızı hissettiğimiz zaman yapılacak en akıllı şey, aksi ispat edilene kadar en kötüsünü düşünmektir!

- Çevrenizdekileri rahatsızlığınızdan haberdar edin.
- Durum devam ediyorsa en kısa sürede bir hekime ve acil servise ulaşmayı planlayın (tercihan bir ambülans çağırın).
- Sakın stresten bir sigara içmeyin!
- Hemen 2 adet 500 mg'lık Aspirin çiğneyin, ağzınızda dolaştırın ve az miktarda su ile yutun.
- Sakin olmaya çalışıp yavaş yavaş derin nefes alın.

Koroner arter hastalığı teşhisi

45 yaşın üzerinde bir erkek veya 50-55 yaşın üstünde bir kadın iseniz, yukarıda listelediğimiz risk faktörlerinden birkaçına sahipseniz ve özellikle ailenizde birinci dereceden akrabalarınızda koroner arter hastalığı varsa bir check-up yaptırmakta fayda var.

- Basit bir kan tahlili ile özellikle koroner arter hastalığı risk faktörlerinden 'açlık kan şekeri', 'CRP', 'Homosistein', 'HbA1c' ve 'kolesterol tablosu' görülebilir.
- Elektrokardiyogram (EKG), tek başına KAH teşhisi için yeterli değildir.
- Eforlu EKG (Tread milltesti), KAH teşhisi için çok değerli ve basit bir testtir.

Yukarıdaki testlerde şüphe uyandırıcı sonuçlar alındığı takdirde uygulanacak en değerli tanı yöntemi 'anjiyokardiyografi'dir. Anjiyo ile kalbi besleyen koroner damarların içine radyo-opak boya verilerek doğrudan görüntülenirler.

Tedavisi

Koroner arter hastalığı çok ağır ve tehlikeli bir hastalık olmasına karşın modern tıbbın en çok başarı sağladığı alanlardan biridir.

Fazla detaya girmeden tedavi opsiyonlarımız

- Koroner damarlara yönelik girişimler gerekmediği durumlarda tıbbi ve koruyucu tedavi uygulanır (yüksek tansiyon, kolesterol ve şekere yönelik ilaç tedavisi ve kalp koruyucu beslenme rejimleri).
- Tek bir koroner damarın daralmış olduğu durumlarda 'balon anjiyoplasti' ve 'stent' uygulamaları.

- Birden fazla koroner damarın daralmış veya tıkalı olduğu durumlarda 'koroner bypass' ameliyatı.

Ornish programı

San Francisco Üniversitesi'nden ünlü Amerikalı kardiyolog ve sağlıklı yaşam uzmanı Dr. Dean Ornish, ileri aşamadaki kalp-damar hastalıklarının dahi diyet ve egzersiz ile dramatik olarak geri çevrilebileceğini (iyileştirilebileceğini) göstermiştir.

Çeşitli nedenlerden dolayı koroner arter hastalığı ameliyatı olamayan veya ameliyat olmak istemeyen birçok hastada uygulanan bu rejimin aylarla ifade edilebilen kısa sürelerde kalp damarlarındaki daralmaların geriletilebileceği ve sıkıntılarda önemli rahatlama sağlanabileceği somut olarak gösterilmiştir.

Ornish programı dramatik bir 'yaşam tarzı değişikliği' ve beslenme rejimine dayanıyor:

1. Sigaranın bırakılması,
2. Alkolün bırakılması,
3. Yağdan, etten ve şekerlerden fakir, posalı gıdalar ve meyve-sebzeden zengin bir beslenme rejimi,
4. Günde en az 30 dakika spor ve kardiyak rehabilitasyon,
5. Stres kontrolü (gerekirse meditasyon ve yoga).

Ornish diyeti yüksek kalorili gıdaları düşük kalorili gıdalarla değiştirme prensibine dayanıyor. Bu diyet yağlar ve proteinler konusundaki katı yasakları dışında, diğer sağlıklı gıdalar konusunda bir hayli liberal. Kalorisi düşük, posalı ve sağlıklı gıdalar doyana kadar yenilebiliyor ve hiçbir şekilde aç kalınmıyor. Programın başarısında kontrollü ve giderek artan yoğunluktaki egzersizin rolü de çok büyük. Egzersiz programı, kalori yakmak, insülin duyarlılığını artırmak, kas kitlesini artırarak metabolizmayı hızlandırmak, dokuların kan ve oksijen kullanımını artırmak esasına dayanıyor.

Ornish programının başarısı üzerine bu tedavi yöntemi çok ilgi görmüş ve başta ünlü 'cleveland clinic' olmak üzere ABD'nin birçok üniversite hastanesinde (disease reversal/hastalıkların geriye çevrilmesi) programları uygulanmaya başlanmıştır. (Bu programı ülkemizde başlatan da naçizane bendeniz!)

Kalp-damar sağlığı için en önemli unsur, hastalanmadan alacağımız önlemlerdir. İleri bölümlerde bu önlemleri detaylı olarak inceleyeceğiz.

Kanser

Orta ve ileri yaşların korkulu rüyası!

Orta yaşlarda kanser görülme sıklığı aniden önemli bir artış gösterir. Birçok kanser türünün oluşması ve hastalık oluşturacak belirli bir noktaya gelmesi yıllar sürer. İşte o yıllar orta yaşlara ve sonrasına denk geliyor. Örneğin, sigaranın akciğer kanserine neden olması için en az 30-40 yıl kullanılmış olması gerekiyor. 20'li yaşlarda sigaraya başlanması, kanserin 50-60 yaşlarında görülmesi ile sonuçlanıyor. Aynı şekilde, diğer nedenlere bağlı kanserlerin olgunlaşması da bu yıllara denk geliyor.

Tıptaki inanılmaz gelişmelere karşın kanser tedavisi maalesef diğer hastalıkların tedavisindeki başarıyı yakalayamamıştır. Tüm dünyada 1 numaralı ölüm sebebi olan kalp ve damar hastalıklarında son 30 yıl içinde ölüm oranları %70 oranında azalmışken, kanser ölümlerinde bu başarı %20 dahi değildir. Öte yandan, kanser vakalarındaki artış dikkat çekicidir.

Bazı istatistikler

- Kanserden ölüm %23 ile tüm ölüm sebepleri içinde 2. sıradadır.
- Her yıl 1000 kişiden yaklaşık 2'si kanserden ölecek.
- 2010 yılında ABD'de 1,5 milyon yeni kanser vakası tespit edilmiştir (Türkiye'de bu sayı yaklaşık 100.000-120.000).
- 2010 yılında ABD'de 570.000 insan kanserden ölmüştür.
- Erkeklerde en sık görülen kanserler sırasıyla prostat (%28), akciğer (%15), kolon (%9) ve mesanedir (%7).

- Kadınlarda en sık görülen kanserler sırasıyla meme (%28), akciğer (%14), kolon (%10) ve rahimdir (%6).

Neden kanser oluyoruz?

- **Genetik faktörler:** Bazı kişilerde (ailelerde) belirli kanserlere yatkınlığa neden olan genetik bozukluklar (mutasyon) vardır.
- **Yaşam tarzı:** Başta sigara olmak üzere kötü beslenme ve diğer kötü alışkanlıklar kanserin en önemli etkenleridir.
- **Çevresel faktörler:** Hava kirliliği, su kirliliği, gıda katkıları, gıdalara bulaşan zirai ilaçlar, güneş ışınları ve radyasyon kanser yapan önemli etkenlerdir.

Tüm organlarımız ve hücrelerimiz gerek yaşam tarzımızdan gerekse çevreden gelen birçok 'kanserojen' madde ile daimi bir saldırı altındadır! Metabolizmamızın bir yan ürünü olan oksidan 'serbest radikal' moleküller hücre DNA'sına zarar vermekte, öte yandan sigara dumanı, hava kirliliği, su kirliliği, suni gıda katkıları, bazı ilaçlar ve plastik ambalajlar gibi birçok madde kanserojen etki göstermektedir.

Hepimizde kanser var!

Hepimizin vücudunda kanserleşmiş, büyümeye, çoğalmaya ve yayılmaya hazır hücre var! Bu kanser hücreleri bağışıklık sistemimizin baskılaması sonucu kontrol altında tutulur. Yani kanserle bağışıklık sistemimiz arasında sürekli bir savaş hali ve denge vardır.

Bağışıklık sistemimiz değişik yollarla kanserle mücadele eder...

- **Detoksifikasyon enzimleri:** Bu enzimler grubu (Faz I

ve Faz II detoksifikasyon enzimleri) gerek içsel, gerekse dışarıdan gelen kanserojen maddeleri bulup önce bu maddelerin yapısını değiştirir, sonra zararsız hale getirirler. Böylece bu maddelerin dokulara ve özellikle hücre DNA'sına zarar verip kanser oluşumunu engellerler.

- **Doğal katil hücreler (Natural Killer Cells/NK):** Katil hücreler bağışıklık sistemimizin önde gelen unsurlarından biridir. Lenfositler grubundan olan bu özel hücreler virüslerle enfekte olmuş, DNA'ları bozulmuş ve kanserleşmiş hücreleri tanımaya ve yok etmeye programlanmıştır. Bu hücreler kanserleşmiş hücreleri önce salgıladıkları kimyasal maddeler ile zehirleyip sonra da yok ederler.
- **Apoptosis (programlı hücre ölümü):** Bağışıklık sistemimizin bir başka önemli fonksiyonu, DNA yapısı bozulmuş, zedelenmiş, kanserleşmeye yüz tutmuş hücreleri bulup bunların ölümüne neden olmalarıdır.

Eğer kanserojen etkenler ağır basar veya bağışıklık sistemimiz zayıflarsa kanser meydanı boş bulur, kontrolden çıkar ve hastalığı oluşturur.

Kanserlerin %30'u sigara ile ilişkilidir,
bir %30'u da beslenme ile ilgilidir.

Demek ki tüm kanserlerin %60'ı kendi kontrolümüzde olan faktörlerden kaynaklanmaktadır. Yani sigara içilmemesi ve sağlıklı bir beslenme ile kanserlerin %60'ı engellenebilir. Modern kanser tedavisi ile sağlanan başarının %20'nin altında olduğu göz önünde tutulursa, sağlıklı bir yaşam tarzıyla kanserden korunmanın (prevention) önemi daha iyi anlaşılır.

Dikkat edilmesi gereken 'muhtemel' kanser belirtileri

- **Öksürük:** Özellikle sigara içen kişilerde sigaraya bağlı görülen öksürüğün niteliğinde değişiklik, sürekli hal alması ve özellikle öksürük ile birlikte kan veya kanlı balgam görülmesi alarm zillerini çaldırmalıdır. Genellikle öksürük akciğer kanserinin ilk belirtisidir.
- **Nefes darlığı:** Akciğer kanserinin erken belirtilerindendir.
- **Ses kısıklığı:** Yavaş yavaş gelişen ve sürekli bir hal alan ses kısıklığı gırtlak (Larinks) veya akciğer kanserinin ilk belirtisi olabilir.
- **Yutma güçlüğü:** Katı gıda yerken lokmanın yutulması sırasında ağrı olması veya lokmanın bir yerde takıldığı hissi yemek borusu (özefagus) kanserinin belirtisi olabilir.
- **Halsizlik:** Bazen kanserler gözle görülür spesifik belirtiler vermeksizin sinsi sinsi ilerleyebilir. Belirgin bir hastalık olmaksızın uzayan halsizlik durumlarında genel bir check-up yaptırmakta fayda vardır.
- **Ateş:** Ateş, gripal enfeksiyon gibi birçok basit hastalığın belirtisi olabileceği gibi lösemi gibi çok ciddi ve ölümcül bir hastalığın da belirtisi olabilir. Uzun süren veya geçip zaman zaman tekrar başlayan orta dereceli ateşlenmeler olması durumunda bir check-up yaptırmakta fayda vardır.
- **Sık hastalanma:** Grip benzeri rahatsızlıkların sık sık tekrarlaması ve uzun sürmesi vücut direncinin zayıflaması gibi selim bir nedenden olabileceği gibi daha ciddi hastalıkların belirtisi olabilir.
- **Hazımsızlık:** Herkeste zaman zaman görülebilen bu masum durumun uzaması, karında şişkinlik, bağırsak düzeninin bozulması ile birlikte seyretmesi daha önemli hastalıkları akla getirir.
- **İştahsızlık:** Uzayan hazımsızlık ve iştahsızlık başta mide-

bağırsak sistemi olmak üzere birçok kanserin belirtilerinden olabilir.

- **Nedensiz zayıflama:** Kanser belirtilerinin belki en önemlilerinden. Beslenme düzeninizde bir değişiklik olmamasına rağmen düzenli bir şekilde kilo kaybı yine başta mide-bağırsak kanserleri, karaciğer kanseri, pankreas kanseri veya yayılmakta olan başka bir kanserin ilk belirtisi olabilir.
- **Tırnaklarda değişiklikler:** Tırnak altında siyah lekeler veya çizgiler cilt kanserinin, tırnaklarda bombeleşme akciğer kanserinin, tırnakların soluklaşması veya beyazlaması bazı kan ve karaciğer kanserinin belirtisi olabilir.
- **Bağırsak düzeninde değişiklik (kabızlık/ishal):** Kabızlık, orta yaşlarda çok sık görülen ve çok önem verilmeyen bir durumdur. Daha önce kabızlık çekmeyen kişilerde bu durumun ortaya çıkması, basit tedaviyle geçmemesi ve özellikle zaman zaman ishal ile dönüşümlü olarak görülmesi mide-bağırsak sisteminde ciddi bir hastalığı düşündürür.
- **Memede ve meme başında değişiklikler:** Memede büyüme, kızarma, ele bir kitlenin gelmesi, memenin herhangi bir yerinde portakal kabuğuna benzer bir cilt bölgesi oluşması, meme başının içeriye çökmesi veya şeklinin değişmesi, meme başından kanlı akıntı olması, derhal kontrol edilmesi gereken vahim bir durumdur.
- **Vajinal kanama:** Kadınlarda özellikle menopoz sonrası dönemde âdet kanamasına benzer kanama olması basit bir durum olabileceği gibi rahim veya yumurtalık kanserinin bir belirtisi olabilir.
- **Rektal kanama (makattan kanama):** Büyük abdest yapılması sırasında veya sonrasında kanama olması basit bir hemoroit kanaması olabileceği gibi kalınbağırsakta bir polip veya tümörün belirtisi olabilir.

- **Ereksiyon problemleri:** Her ne kadar sertleşme problemleri orta yaş erkeklerde zaman zaman görülse de kısa sürede ortaya çıkan ve sürekli bir hal alan bu sorun prostat kanserinin bir belirtisi olabilir.
- **Kasıklarda ağrı:** Erkeklerde kasıklarda, bacak arasında veya karın alt bölgesinde hissedilen ağırlık şeklinde inatçı ağrılar yine prostat kanserinin bir belirtisi olabilir. Prostat kanserinin bölgesel lenf düğümlerine sıçraması daha şiddetli keskin ağrılara neden olur.
- **Testislerde ağrı/şişme:** Testislerde ağrı ve şişme olması veya ele bir kitle gelmesi testis kanserinin önemli bir belirtisidir.
- **İdrar yapmada güçlük/idrarda kan:** Orta yaş erkeklerde prostat büyümesi ve buna bağlı olarak idrar akımında zorluk olması sık görülen bir durumdur. Ancak bu durumun kısa sürede ortaya çıkması, beraberinde karın ağrısı olması ve özellikle idrar yaparken kan görülmesi prostat veya mesane kanserinin bir belirtisi olabilir.
- **Uzun süren karın ağrısı:** Karnımız, içinde birçok önemli organ barındıran bir bölgedir. Karın ağrısı, çoğu masum birçok nedenden dolayı olabilir ancak başta mide-bağırsak kanserleri, Pankreas kanseri gibi çok habis bazı kanserlerin belirtisi de olabilir. İki günden fazla süren karın ağrılarının ihmal edilmemesi gerekir.
- **Uzun süren baş ağrısı:** Baş ağrılarının büyük kısmı çok rahatsız edici olmalarına karşın masum ağrılardır. Uzun süren (günlerce), ağrı kesici ilaçlara cevap vermeyen ve özellikle beraberinde görme bozukluğu, sersemlik, dengesizlik gibi belirtiler olan baş ağrılarının acilen değerlendirilmesi gerekir.

Yukarıdaki bilgiler doğrultusunda lütfen kendinize teşhis

koyup telaşlanmayın. Başınız ağrıdı diye beyin kanseri, karnınız ağrıdı diye pankreas kanseri değilsinizdir. Burada vurgulamak istediğimiz, orta yaşlarda görülen, daha önce yaşanmamış ve uzun süren bazı belirtilerin ihmal edilmemesi gerektiğidir. Kanserlerin tedavisinde en önemli faktör erken tanıdır. Aksi ispat edilene kadar her türlü belirti önemli sayılmalıdır.

Kanserden korunma

Kanserden korunmada iki ana prensip vardır:

1. Kanser oluşturan etkenlerden uzak durmak!
2. Kansere karşı etkinliği bilinen sağlıklı bir yaşam ve beslenme sürdürmek!

Kanser oluşturan etkenlerin başında sigara gelmektedir. Kanserlerin %30'u doğrudan sigara ile ilişkilidir. Sigara denince de ilk akla gelen akciğer kanseridir ancak sigara akciğer dokusuna olan doğrudan etkisi ile kansere neden olmasının yanı sıra içeriğindeki toksik maddelerin kana karışması ile tüm dokularda kanserojen etki gösterir. **Sigaranın akciğer kanseri dışında doğrudan neden olduğu bilinen kanserlerin başında gırtlak, mesane, pankreas, kolon ve yemek borusu kanserleri gelmektedir.**

> Kanserlerin tedavisinde en önemli faktör erken tanıdır.

Sigara dışında kanserojen etkisi bilinen daha birçok madde vardır:

- Otomobil egzoz dumanı,
- Sanayi dumanı,
- Zirai ilaç kalıntıları,

- Evlerde kullanılan bazı temizlik maddeleri ve deterjanlar,
- Besin katkı maddeleri (MSG, nitratlar),
- Bazı suni tatlandırıcılar,
- Plastik şişelerin içeriğindeki bisfenol maddesi (BPA),
- Bazı boya katkıları (benzen gibi),
- Naftalin,
- Kuru temizlemede kullanılan etilen gazı,
- Mangalda pişmiş ette oluşan kanserojen maddeler,
- Füme etler,
- Kuru incir ve kayısı gibi gıda maddelerinde üreyen mantar toksini (aflotoksin),
- Kurşun ve cıva gibi metaller,
- Asbest,
- Östrojen hormonu (içtiğimiz işlenmiş sütte, yediğimiz fabrikasyon tavuk ve ette var),
- Ultraviyole ışınları (fazla güneşte kalmak),
- Ve inanmayacaksınız, kemoterapi ilaçlarının çoğu aynı zamanda kanserojen etki gösterir!

Amerikan Kanser Derneği (ACS), günlük kullanımda olan yüzlerce kanserojen madde listelemiştir. Hepimiz günlük hayatımızda yüzlerce kanserojen etken ile bombardıman altındayız. Bu maddeleri bilmek ve sakınmak pek mümkün değil. Yediğimiz neredeyse tüm gıdalarda ya zirai ilaç kalıntısı, ya koruyucular veya hormon var. Kirlenen denizlerden tutulan balıklarda cıva var, kömür ateşinde pişen kebaplarımız kanserojenlerden bir ziyafet, sularımızın nereden geldiği ve neyin içinde saklandığı belli değil, sanayi bölgelerinde yaşayanlar saf asit soluyor vb.

Evet, kafaya takacak olsak hepimiz ruh hastası oluruz. Bu konuda yapılacak tek şey, mümkün olduğu kadar kim-

yasal maddeler ve atıklardan uzak durmak, işlenmiş gıdalar tüketmemek ve mümkün olduğu kadar doğal ve organik gıdalar ile beslenmek. Artık yukarıdaki listeye bakın, hangilerinden uzak durabileceğinize siz karar verin.

Neyse ki bizim de kendi silahlarımız var. Bağışıklık sistemimizin bir parçası olan detoksifikasyon enzimleri ve doğal anti-oksidanlarımız dışarıdan aldığımız bu zehirlere karşı sürekli bir mücadele içindedir.

Kansere karşı koruyan gıdalar

Taze meyve ve sebzelerden zengin bir beslenme alışkanlığı olan toplumlarda kalp hastalıkları ve kanser görülme oranlarının belirgin şekilde düşük olduğu bilinen bir gerçektir. Akdeniz tarzı beslenme rejiminin en önemli özelliği bol miktarda taze meyve, sebze, doğal otlar, salatalar ve bitkisel çaylardan zengin olması ve dolayısıyla anti-oksidanlar ile anti-kanserojen özellikli fitokimyasal maddelerden zengin olmasıdır.

Anti-kanserojen özelliği olan yüzlerce doğal gıda içinde en önemlileri:

- Brokoli ve brokoli filizi (sulforaphane),
- Domates (likopen),
- Kara üzüm çekirdeği (resveratrol),
- Yeşil çay (EGCG),
- Roka (Erucin),
- Nar (Ellagik asit),
- Keten tohumu (omega-3 ve bitkisel östrojen),
- Zerdeçal (curcumin),
- Zencefil (6-shogol),
- Sarımsak (allium bileşikleri),
- Narenciye (limonen).

Bu önemli kanser savaşçılarının özelliklerini 'süper gıdalar' bölümünde detaylı olarak gözden geçireceğiz.

Yukarıda gözden geçirdiğimiz sağlık sorunları dışında hiçbir hastalık kategorisine girmeyen, ancak orta yaşa gelmiş çoğu insanın zaman zaman yaşadığı ve şikâyetçi olduğu bazı can sıkıcı durumlardan da bahsedelim.

Kronik Halsizlik

Kronik halsizlik orta yaşlarda sıklıkla karşılaştığımız bir yakınmadır. Çoğu zaman gerek kişi, gerekse hekim tarafından önemsenmeyen bu şikâyet insanın yaşam kalitesini ciddi ölçüde bozan bir durumdur. Halsizlik, kişinin iş hayatını, sosyal ve cinsel yaşamını ve de moralini önemli ölçüde etkiler ve bozar. Halsizlik hiçbir zaman sebepsiz değildir ve çoğu zaman tedavi edilebilir bir durumdur.

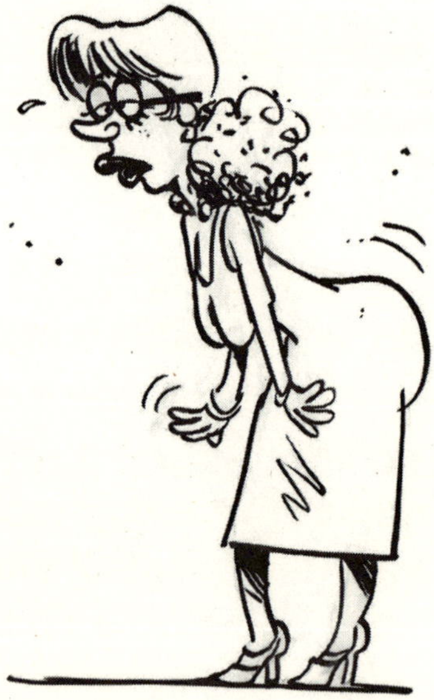

Kronik halsizlik nedenleri

- **Uykusuzluk:** Kronik halsizliğin en önemli nedenlerinden biridir. Yetersiz uyuma süresi dışında uyku kalitesinin düşüklüğü de kronik halsizliğe neden olur. Uyku kalitesini en çok bozan durumlar kronik stres, alkol, kronik ağrılar, kalitesiz yataklardan kaynaklanan pozisyon bozuklukları, erkeklerde aşırı horlama ve uyku apnesi, kadınlarda ise peri-menopoz döneminde görülen ateş basması ve gece terlemeleridir.

- **Yetersiz ve düzensiz beslenme:** Özellikle sürekli zayıflama diyetinde olmak ve hatta aşırı yemek metabolizmada yavaşlamaya ve halsizliğe neden olur. Kan şeker düzeyinin düşük olması metabolizmayı ihtiyacı olan yakıttan mahrum bırakır, öte yandan aşırı yemek ile alınan yüksek düzeyde kalori insülin deşarjına neden olarak kan şeker düzeyinde dengesizlikler yaratır.
- **Anemi:** Kan hemoglobin düzeyinin düşük olması, dokulara giden oksijen miktarında azalmaya ve dolayısıyla halsizliğe neden olur. Anemi, önemli kan hastalıkları dışında daha ziyade kadınlara musallat olan bir durumdur. Âdet kanamaları ile aşırı kan kaybı, uzayan zayıflama diyetleri ve birçok kan hastalığı anemiye ve kronik halsizliğe neden olur. Aşırı ve sürekli sigara kullanımı anemiye neden olmamakla birlikte oksijen taşıyan kan hücrelerini karbonmonoksit ile bağlayarak etkisiz hale getirdiğinden aynı sonucu doğurur.
- **Kronik stres ve depresyon:** Bozulan psikolojik durumun yarattığı isteksizlik halinin ötesinde kronik stres ve depresyon uyku ve beslenme bozukluklarına neden olarak da halsizliğe sebep olur.
- **Şeker hastalığı:** Şeker hastalığında, metabolizmamızın yegâne yakıtı olan glikoz kanda yüksek seviyede olmasına karşın insülin hormonunun yetersizliği nedeniyle hücrelere yeteri kadar giremez ve kullanılamaz. Metabolizmanın yeteri kadar yakıt alamaması enerji üretiminde

azalma ve dolayısıyla halsizliğe neden olur. Unutulmaması gereken nokta, şeker hastalığının (özellikle tip-2 diyabet) çoğu zaman belli bir seviyeye gelmeden pek belirti vermediğidir. Halsizliğinizin sebebi farkında olmadığınız şeker hastalığı olabilir.

- **Hipotiroidi:** Tiroit hormonları, enerji metabolizmamızı kontrol eden çok önemli bir hormonlar grubudur. Tiroit hormonlarının (tiroit bezinin bazı hastalıkları sonucu) yapımında ve salgılanmasında azalma, metabolizmanın yavaşlamasına neden olur. Hipotiroidi, kendisini halsizlik, üşüme, saç ve tırnaklarda zayıflama, eklem ağrıları, kabızlık, kilo alma, şişkinlik ve depresyon ile gösterebilir.
- **Kronik hareketsizlik:** Hareketsiz yaşam tarzı zamanla şişmanlamaya, kaslarda erimeye ve metabolizmada yavaşlamaya neden olur. Bir süre sonra hafif efor gerektiren hallerde dahi kişi zorlanacaktır. Bu genel 'formsuzluk' hali zamanla müzminleşir. Tek çare, hareket, hareket, hareket!
- **Enfeksiyonlar:** Enfeksiyonlar kendini her zaman klasik bulguları ile göstermez. Bazı kronik enfeksiyonlar (sistit, bronşit, sinüzit vb) bulgu vermeksizin halsizliğe neden olur. Grip virüsünün neden olduğu fakat klasik grip hastalığı tablosunun oluşmadığı durumlarda uzayan halsizlik durumları görülebilir.
- **Kalp hastalıkları:** Gerek kalp kapak hastalıkları, gerekse koroner arter hastalıkları erken safhalarında kendilerini halsizlik ve hafif nefes darlığı gibi 'müphem' belirtilerle gösterir. Orta yaşlı ve kalp hastalıkları bölümünde anlatılan 'risk faktörlerine' sahipseniz bir check-up yaptırmakta fayda var!
- **Daha vahim durumlar:** Birçok kanser türü, karaciğer hastalıkları, böbrek ve mide-bağırsak hastalıklarının ilk belirtileri halsizlik olabilir.

Halsizliğe neden olan hastalıkların çoğu basit bir kan tetkiki ile ortaya çıkarılabilir. 5-10 mililitre kan vererek yapılacak bir biyokimya testi ile (Hemogram, Sedimentasyon, Açlık Kan Şekeri, Tiroit Hormon Testleri, Karaciğer Fonksiyon Testleri, Böbrek Fonksiyon Testleri) birçok hastalığın tanısı kolaylıkla konulabilir. Gerektiği takdirde tetkikler derinleştirilebilir. Halsizlik hafife alınacak bir konu değildir. 1-2 haftayı geçen halsizlik durumlarının mutlaka araştırılması gerekir.

Kronik halsizliğin çareleri

Eğer halsizlik şikâyetleriniz yukarıda saydığımız somut hastalıkların birisinden kaynaklanmıyorsa (neyse ki çoğunlukla kaynaklanmaz) ve bir hastalığın göstergesi değilse çaresi var.

- Mutlaka günde 7-8 saat uyuyun.
- Fazla kilolarınızdan kurtulun (bakınız kilo kontrolü konusu).
- Zayıflama diyetinde iseniz veya yetersiz besleniyorsanız beslenmenizi gözden geçirin, ya kaloriden ya da vitaminden yetersiz besleniyorsunuz. Meyve ve sebzeye yüklenin.
- Sabah jimnastiği ile metabolizmanızı hızlandırın.
- Motive olun!
- Spor ile 'fitness' düzeyinizi artırın. Spor sizi daha sağlıklı ve 'fit' hale getirmenin ötesinde 'mutluluk katsayınızı' da artırarak daha pozitif ve psikolojik olarak da daha enerjik hale getirir.
- Gün içinde 25 dakika 'siesta', aküyü şarj eder.
- Kilo sorununuz yoksa ara öğünler şeklinde bir meyve, biraz kuruyemiş veya bir parça çikolata ile kalori takviyesi yapabilirsiniz.

Kabızlık

Gençlik yıllarında nadiren sorun olan kabızlık, orta yaşlarda özellikle kadınları çok rahatsız eden ve yaşam kalitesini bozan bir durumdur.

İdeal olarak günde bir kez defekasyon (dışarıya çıkmak/büyük abdest) yapılması gerekir ama bazı insanlar için günde 2 kez çıkmak veya haftada 3 kez çıkmak normal olabilir. Tıbben haftada 3 kereden az dışarıya çıkmak kabızlık, haftada 1 kez veya daha az çıkmak ciddi kabızlık tanımına girer.

Kronik kabızlık kişide şişkinliğe, rahatsızlığa, karın ağrısına, uyku bozukluklarına, bulantı ve kusmaya ve sindirimde aksaklıklara neden olur.

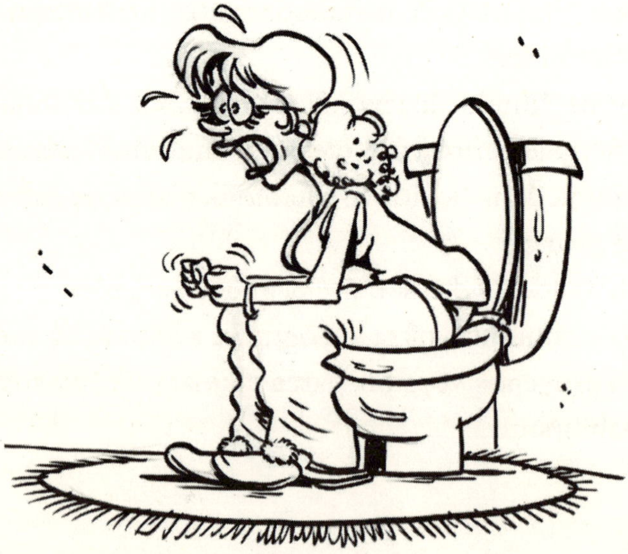

Kabızlık nedenleri

- Sağlıksız beslenme (gıdalarla yetersiz posa alınması),
- Dışarıya çıkma ihtiyacını bilinçli olarak baskılama (tutma),
- Hareketsizlik,
- Karın kaslarında zayıflama,
- Bazı ilaçlar (ağrı kesiciler, anti-depresanlar, kalsiyum ve demir takviyeleri, bazı tansiyon ilaçları, kalsiyum ve alüminyum içeren anti-asit ilaçlar),
- Seyahat,
- Stres,
- Depresyon,
- Tiroit hormonu yetersizliği,
- Hamilelik,
- Kolon kanseri.

Kabızlık, kişiye verdiği sıkıntının ötesinde düzene sokulmadığı takdirde ileride daha büyük komplikasyonlara neden olabilecek bir durumdur!

- **Kalınbağırsak tembelliği:** Sürekli olarak ilaç veya lavman ihtiyacına neden olur.
- **Fecal impaction:** Dışkının katılaşması. Parmakla veya ameliyatla boşaltılması gerekli olur.
- **Hemoroitler.**
- **Anüste yırtıklar (fissür ve fistüller).**
- **Rektal prolapsus:** Kalınbağırsağın içinin dışına çıkması!

Görüldüğü üzere, kabızlık hafife alınacak bir konu değil. Durum kontrolden çıkmadan önlem alınması gerekir. Aşağıda anlatacağımız önlemlerle geçmediği veya aşağıdan kanama olduğu takdirde zaman geçirmeden bir hekime başvurulmalıdır.

Kabızlığa önlemler ve çareler

- **Posa:** Kabızlığın en önemli nedenlerinden biri, beslenmemizde yeteri kadar posa olmamasıdır. Kolesterol dengesi ve kalp sağlığı için çok önemli olan posa, aynı zamanda kitlesi ve su çekme özelliği ile bağırsak hareketlerinde çok etkilidir. Meyve (elma, armut, nar, kayısı) ve sebzeler (brokoli, karnabahar, lahana, ıspanak), bakliyat, tahıllar posadan çok zengindir. Beslenmemizde bu besinlere yer vermeli ve gerekirse bazı gıdalarımızı mercimek, kepek ve keten tohumu unu gibi posa kaynağı ürünlerle zenginleştirmeliyiz.
- **Tutmayın!** Bağırsak hareketleri başlayıp boşaltmaya hazır hale geldiğinde bunun baskılanması bir sonraki hareketin daha geç gelmesine neden olur. Bu arada geçen zaman içinde dışkı miktarı artacak ve sertleşecek, boşaltma zorlaşacaktır. Dışkılamayı tutma alışkanlığında olan kişilerde bir süre sonra bağırsak tembelliği başlayacak ve bağırsak hareketlerinin sıklığı ve gücü azalacaktır.
- **Hareket:** Genel sağlığımızda olduğu gibi bağırsak sağlığımız için de hareket çok önemlidir. Hareketsiz bir yaşam bağırsakları tembelleştirir. Bağırsak hareketleri sıklığının azalması dışkıda katılaşmaya ve boşalmada zorlanmaya neden olur.
- **Bağırsak terbiyesi:** Kişinin düzenli olarak ve günün belirli bir saatinde (tercihan sabah) dışarıya çıkmayı alışkanlık haline getirmesi, bağırsak düzeni ve sağlığı bakımından çok önemlidir. Sabah kalktıktan bir süre sonra bu işin aradan çıkarılması güne rahat ve hafiflemiş olarak başlanmasını sağlar ve gün ortasında ev haricinde yerlerde temiz tuvalet aranmasına gerek bırakmaz. Bağırsak terbiyesi, eğer doğal bir dışarıya çıkma ritminiz yoksa özel gayret gerektirir. Bu amaçla organizmamızın doğal işleyişinden yararlanmayı bilmek gerekiyor. Uyku sırasında

beyin bağırsak hareketlerini baskı altına alarak büyük oranda durdurur. Uyanma ile birlikte hareketler tekrar başlar. Bu aşamada, kahvaltı edildiğinde mideye giren gıdalar 'gastro-kolik refleksi' uyandırır, yani kalınbağırsakları harekete geçirerek dışkılama olayına zemin hazırlar. İşte bu noktada tuvalete oturarak dışarıya çıkmak için biraz da gayret göstermek gerekir. Bu uygulama ile bir süre sonra doğal olarak sabahları dışkılamak ihtiyacı oluşacak ve bağırsak düzeni yerine oturacaktır.

- **Su:** Suyun faydalarından biri de bağırsak hareketlerini artırmasıdır. Özellikle daha yaşlı kişilerde ve genelde sıcak havalarda dehidratasyona eğilim artar, bu da bağırsaklardan su emilmesi ve gaitanın katılaşmasına yol açar. Düzenli bağırsak hareketleri için yeteri kadar su içilmesine dikkat edilmelidir.
- **Kabızlığa iyi gelen bazı gıdalar:** Posalı meyve ve sebzelerin dışında özellikle kabızlığa iyi geldiği bilinen gıdaların başında incir, kuru erik, kayısı kurusu ve bal vardır. Bu gıdaların su ile birlikte yenilmesi bağırsak hareketlerini güçlendirerek dışarıya çıkmayı kolaylaştırır. Kabızlığa iyi gelen başka bir gıda da zeytinyağıdır. Peklik durumlarında aç karnına içilen bir ufak fincan zeytinyağı çok kısa süre içinde gaitayı yumuşatarak bağırsak hareketlerini hızlandırır.
- **Bitkisel çaylar:** Yumuşatıcı ve bağırsak hareketlerini artırdığı bilinen birçok bitki vardır. Sinameki yaprağı, rezene, barut ağacı kabuğu ve mürver gibi bitkiler yüzyıllar içinde toplumların sağlık folklorlarında yer etmiş ve bilimsel olarak da etkinlikleri ispatlanmış ürünlerdir. Bu bitkilerden faydalanmanın en kolay yolu da çaylarını hazırlamak ve içmektir. Ülkemizde giderek artan bitkisel çay bilinci bu tür ürünlerin de kullanımını artırmıştır. Bu bitkileri aktar-

lardan alıp hazırlamak yerine profesyonelce hazırlanmış hazır ürünleri (form çay) kullanmak daha sağlıklıdır.

- **İlaçlar, müshiller:** Yukarıda saydığımız önlemler ve çarelerden fayda sağlanmadığı takdirde (durumunuz vahim!) ilaç tedavisine gerek vardır. Her ne kadar bu ilaçlar eczanelerde reçetesiz satılsa da bunların ezbere değil mutlaka bir hekime danışılarak kullanılması gerekir.

Kabızlık uzun süredir varsa, haftada bir veya daha az çıkıyorsanız, karın ağrısı, bulantı, kusma varsa, aşağıdan (rektal) kanama oluyorsa, kabızlık ile birlikte zaman zaman ishal oluyorsa, kabızlık ile birlikte halsizlik ve kilo kaybı varsa en kısa sürede bir hekime başvurun!

Menopoz

Menopoz, Allah tarafından kadınlara verilmiş 'doğurganlık' görevi (ve mucizesi) sürecinin bittiğinin bir işaretidir! Menopoz, yumurtalıklardan östrojen salgılanmasında azalma, olgun yumurta oluşumunda ve âdet görmede düzensizleşme ile başlayan bir 'peri-menopoz' dönemi ile başlar ve sonunda âdetten tam kesilme ile sonuçlanır.12 ay âdet görmeyen kadın menopoza girmiş sayılır. Ortalama menopoz yaşı 51'dir ama 40 ile 60 yaş arasında herhangi bir zamanda da görülebilir.

Menopoz konusu en az kadınların kendisi kadar hassas, gizemli ve karmaşık bir konu. Menopoz her kadında değişik yaşanıyor. Çok rahat geçirilebildiği gibi, çok ağır fiziksel ve ruhsal sıkıntıların görüldüğü bir süreç de olabiliyor.

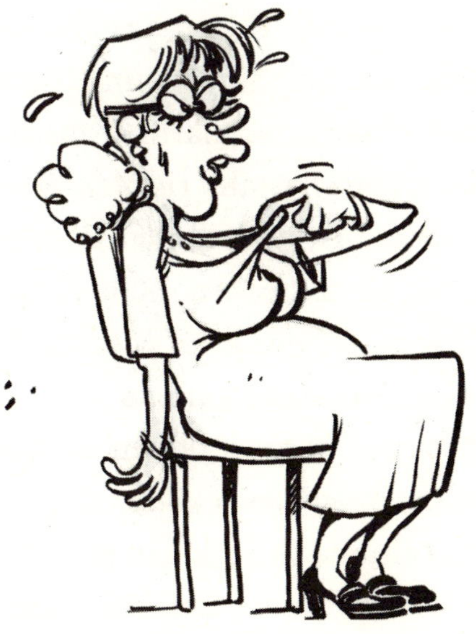

Peri-menopoz ve menopoz dönemi belirtileri

- Ateş basması,
- Terleme,
- Üşüme,
- Uyku problemleri,
- Sinirlilik,
- Depresyon,
- Cinsel dürtülerde azalma,
- Vajinal kuruluk, ağrılı cinsel temas,
- Kilo alma.

Menopoz, kadınlar için birçok bakımdan bir 'dönüm' noktasıdır. Âdet görmemek veya doğuramamak çoğunlukla sorun olmuyor ama birçok kadın menopozu dişiliğinin ve gençliğinin sonu olarak görüyor, fiziksel sıkıntıların yanında ruhsal sorunlar da yaşıyor. Menopoza rağmen sağlıklı bir cinsel yaşam sürdürmek, sağlıklı ve güzel kalmak pekâlâ mümkün! Tek sorun, kusura bakmayın hanımlar, menopoz döneminde Allah tarafından 'torpilli' olma döneminiz sona eriyor!

Menopoz öncesi dönemde, kadınlarda (ilave risk faktörleri yoksa) hipertansiyon ve kalp-damar hastalıkları neredeyse hiç görülmez. Bu dönemde hormonlarının (östrojen) koruması altında olan kadınlar bu hormonların azalması ile birlikte erkeklerin maruz kaldıkları hastalık risk faktörleri ile tanışırlar.

Menopoz öncesi dönemde kadınlarda kalp-damar hastalıkları neredeyse hiç görülmezken, 60'lı yaşlara gelindiğinde bu risk erkeklerle aynı düzeye gelir. Menopoz sonrası kadınlarda '1 numaralı' ölüm sebebi kalp ve damar hastalıklarıdır. Bu bakımdan, menopoz sonrası dönemde kan şekeri, kolesterol düzeyleri ve tansiyon sıkı şekilde takip edilmeli, bu risk faktörlerini kontrol altında tutmak için gerekli sağlıklı beslenme, spor ve gerekirse uygun ilaç tedavisi başlanmalıdır.

Menopozdan sonra görülen bir sorun da 'osteoporoz'dur. Osteoporoz, kemik hücrelerinin yeni kemik yapma fonksiyonlarının azaldığı ve mevcut kemiklerde kalsiyum kaybının başlayarak kemikleri zayıflattığı ciddi bir hastalıktır. Zamanla kemiklerde kısalmaya, zayıflamaya, postür bozukluklarına, eklemlerde aşınmaya (dejeneratif artrit) ve kırıklara neden olur. Osteoporoz, tabii hemen oluşmuyor, genellikle menopozdan 7 yıl sonra belirginleşiyor ama orta yaşa gelen tüm kadınlar bu hastalığa karşı peşinen önlem almalılar.

Bu amaçla

- Kalsiyumdan zengin gıdalar (süt, yoğurt, peynir vb).
- D vitamininden zengin gıdalar (balık, süt ürünleri vb).
- Güneş. Vücutta D vitamini yapımını sağlar ama aşırı güneş zararlı tabii ki!
- Minerallerden zengin koyu yeşil sebzeler (ıspanak, brokoli, semizotu bol bol yenmeli).
- Kalsiyum+D vitamini tabletleri ile beslenme desteği.
- Düzenli hareket ve spor, kasları, tendonları güçlendirir, kemikleri de uyararak sağlam kalmalarını sağlar. Spor yaparken eklemlere ve kemiklere aşırı yük bindirmeyen aktiviteler tercih edilmelidir. Mesela yüzme, bünyeye göre ağırlık kaldırma, bisiklet ve yoga ideal sporlardır.
- İlaç tedavisi. Kemik erimesini önleyen ve bir oranda kemikleri güçlendiren bazı ilaç tedavisi opsiyonları vardır ama bu tedavinin size uygun olup olmadığını hekiminiz ile konuşun.

Menopozda tedavi olur mu?

Esasen menopoz bir hastalık değildir, tedavi gerektirmez. **Menopoz tedavisi derken, menopoz ile birlikte görülen sıkıntıların hafifletilerek yaşam kalitesinin artırılması amaçlanmaktadır.**

Öte yandan, menopoz sonrası oluşabilecek kalp-damar hastalıkları, osteoporoz gibi durumları ve genel anlamda yaşlanmayı geciktirme amacıyla değişik tedavi opsiyonları geliştirilmiştir.

- **Hormon tedavisi (Hormone Replacement Therapy):** Günümüzde sıklıkla uygulanan bu yöntem menopoz ile birlikte azalan ve kaybolan hormonları (östrojen+progestin) ilaç olarak verme prensibine dayanır. Amaç, menopoz ile birlikte ortaya çıkan sıkıntıları gidermektir. Bunun yanı sıra, hormon tedavisinin kalp-damar hastalıkları ve osteoporozdan koruma gibi yararları vardır. Amerikan Sağlık Bakanlığı (FDA) bu tedavide sıkıntıları gideren en düşük dozu önermektedir. Öte yandan, uzun vadeli hormon tedavisinin meme kanseri ve pıhtılaşma bozuklukları ve buna bağlı kalp krizi ve felç riskini artırdığına ait şüpheler ve kaygılar vardır!
- **Hormon benzeri ilaç tedavisi (Bioidentical Hormone Therapy):** Bu ilaçlar, hormonlara benzer etki ile menopoz sıkıntılarını azaltan ilaçlardır.
- **Alternatif tedaviler:** Soya, Kırmızı Yonca, Black Cohosh ve Dong Quai gibi bazı doğal ürünlerin östrojene benzer etki ile menopoz sıkıntılarını azalttığı iddia edilmekte ve birçok hasta tarafından memnuniyetle kullanılmaktadır.

Menopoz sıkıntıları için hormon veya benzeri tedavileri almak isteyen kişilerin mutlaka bu konuda uzmanlaşmış bir kadın doğum hastalıkları uzmanına danışmaları, fayda-zarar ve riskleri konusunda bilgilenmeleri ve kendilerine uygun bir tedavi yöntemine karar vermeleri önemlidir.

Unutmayın! Menopoz bir hastalık değildir. Gençliğin sonu değildir. Farklı ama çok güzel günlerin başlangıcıdır.

Andropoz (Erkek Menopozu)

Kadınlarda menopoz, hayatın bir döneminde östrojen hormonu salgılanmasının büyük oranda durduğu ve doğurganlık faaliyetinin bittiği bir dönemdir. Menopoz olayı âdet görmede düzensizleşme ile başlar ve çoğunlukla birkaç ay içinde, bilemedin bir sene içinde olur biter. Erkeklerde durum biraz farklıdır. Erkeklik özelliklerini ve cinsel dürtüleri büyük oranda kontrol eden 'androjen hormonlar' (testosteron ve DHEA) kadınlarda olduğu gibi aniden değil ama 30 yaşından sonra yavaş yavaş azalmaya başlar. Bu azalma genellikle 40-50 yaşlarında yavaş yavaş hissedilmeye başlanır. Yani andropoz erkeklerde bir dönüm noktası gibi değildir. İlk belirtiler cinsel dürtülerde ve aktivitede azalmadır. Çoğunlukla cinsel performans sıklığında azalma dışında önemli bir aksaklık yok ise de zamanla uyarılma sıklığı önemli ölçüde azalır. Eskiden 'uçan kuşa' bile ereksiyon olurken bu yaşlarda o 'azgınlık' yatışır. Cinsel dürtü ve aktivitedeki azalma kişiden kişiye göre değişmekle birlikte zaman içinde yavaş fakat emin adımlarla ilerler. Andropoz sadece cinsel konularda bir değişimden ibaret değildir. Menopozda olduğu gibi kişinin fizyolojisinde de bir değişimin başlangıcıdır.

Testosteron'un cinsellikteki rolü dışında az bilinen ama çok önemli görevleri daha vardır.

Testosteron'un görevleri

- Cinsel heyecanı ve dürtüleri yaratır.
- Cinsel iktidarı oluşturur.

- Erkeklik karakterini ve davranışlarını oluşturur (agresyon, rekabetçilik, dominantlık).
- Metabolizmayı hızlandırır.
- Erkek tipi kaslanmayı oluşturur.
- Erkek tipi yağlanmayı kontrol eder.
- Erkek tipi kemik yoğunluğunu oluşturur.

Testosteron seviyesi 30 yaşından itibaren her 10 yılda ortalama %10 azalır. 50 yaşına gelindiğinde cinsel açıdan yavaşlamanın ötesinde metabolizmada yavaşlama, kas kitlesinde azalma, hafiften kilo alma ve genel anlamda 'olgunlaşma' bu testosteron azalmasına bağlıdır. Ancak yaşa bağlı normal bir testosteron azalması ile 'yetersiz' testosteron seviyesi arasında önemli bir fark vardır.

Yapılan araştırmalar, 45 yaş üzerindeki erkeklerin %40'ında testosteron seviyelerinin yetersiz olduğunu göstermektedir. Bu çalışmalar yetersiz testosteron seviyesi olan kişilerin yaşam beklentilerinin normallere göre 5 yıl daha az olduğunu göstermektedir. Öte yandan, yetersiz testosteron ile obezite, hipertansiyon, şeker hastalığı ve depresyon arasında paralellik olduğu gözlenmiştir. Özellikle obezite ile testosteron seviyeleri arasında önemli bir ilişki vardır. Yağ hücreleri kanda dolaşan testosteronu östrojene çevirir (!!!) bu da testosteron seviyelerinin düşmesine neden olur. Dahası, obezite kanda testosteron hormonunu taşıyan 'sex hormone binding globulin' (SHBG) maddesinin de azalmasına neden olur.

Testosteron yetersizliği belirtileri

- Cinsel isteksizlik,
- Cinsel iktidarsızlık (ereksiyon bozuklukları),
- Halsizlik, çabuk yorulma,
- Neşesizlik, depresyon,
- Kilo alma.

Andropoz ile genel sağlığımız arasındaki ilişki kesindir. Kilo verme, sağlıklı beslenme, sigara ve alkolün azaltılması veya bırakılması ve düzenli spor ile bu durumun hafifletilebileceği ve geriye çevrilebileceği de bilimsel olarak gösterilmiştir.

Testosteron yetersizliği erkek sağlığı bakımından çok önemli bir risk faktörü olmasına rağmen genellikle bu durum göz ardı edilir ve neden olduğu cinsel yetersizlik sorunu ön plana çıkarılır.

Testosteron hormonunun hastalık ölçüsünde yetersiz olduğu durumlarda testosteron tedavisi düşünülebilir. Testosteron tedavisi bu hormonun yetersizliği nedeniyle ortaya çıkan birçok belirtiyi hafifletebilir, ancak başta prostat hipertrofisi ve kanserine neden olmak gibi önemli yan etkileri olabilir. Böyle bir tedavi ancak bu konuda uzman bir doktor ile konuşularak düşünülmelidir.

Erektil Disfonksiyon (İktidarsızlık)

Erkeklerin korkulu rüyası!!! Son yıllarda toplumda kalp hastalıkları ve sağlığı konusunda bilinçlenme, konunun basında çokça işlenmesi sayesinde bir hayli artmıştır. Genç, yaşlı, kadın erkek herkesin ilgisini çeken kalp hastalıkları bol bol konuşulmakta, tartışılmaktadır. İnsanlar tansiyon hastası, kalp hastası olduklarını uluorta çekinmeden ilan etmekte bir sakınca görmezler. Halbuki erkek cinsel hastalıkları (ereksiyon bozuklukları, iktidarsızlık vb) ve sağlığı bir tabuymuş gibi nadiren gündeme gelir. Bir erkeğin çıkıp uluorta 'Ben iktidarsızım', 'Benim takımlar iyi çalışmıyor' dediğini duydunuz mu? Duyamazsınız tabii! Erkekler bu konuyu doktorlarına dahi açmazlar. Ne de olsa 'cinsel iktidar' erkeği 'ERKEK' yapan olgudur. Hiçbir erkek bu konuyu gündeme getirerek karizmayı çizdirmek istemez.

İşte size iktidarın erkeklerin gözünde önemini çok güzel anlatan bir örnek: Adam iktidarsız olacağına ölmeyi tercih ediyor!!!

Temel bakkala girer, 1 paket sigara ister. Bir bakar, paketin üzerinde bir uyarı: 'Sigara içmek cinsel iktidarsızlığa neden olur...' Temel bozulur, 'Ha uşağum bana bunun öldüreninden ver da' der!

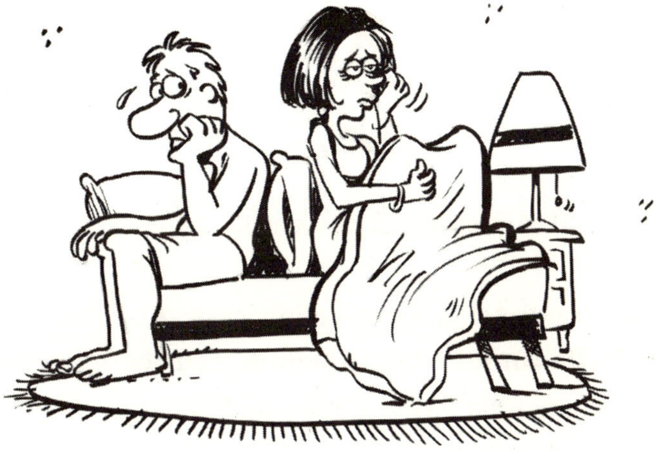

45-65 yaşları arasındaki erkekler arasında bir anket yapsanız, %99'u cinsel bakımdan 'aslanlar gibi' olduklarını söylerler ama gerçekler öyle değil!

Tıbbi istatistikler, 45 yaşındaki erkeklerin %15'inin, 50 yaşındakilerin %25'inin ve 65'ine gelindiğinde %45'inin erektil disfonksiyondan (ED) mustarip olduğunu gösteriyor. Sanırım bu istatistikler dahi tam gerçekçi değil, zira ayda yılda bir padişah macunu ile coşup 'denk getirmek' sayılmıyor!

Şaka bir yana, iktidarsızlık hafife alınacak bir konu değil. İktidarsızlık erkeğin özgüvenini, moralini ve mutluluğunu temelinden sarsacak çok ciddi bir durum. Orta yaşlarda sağlıklı bir cinsel yaşam sürdürülememesi çiftlerin mutluluklarına önemli bir darbedir. Dahası, birazdan göreceğimiz gibi, daha ciddi birtakım hastalıkların ön belirtisi olabilir.

Gerçi son yıllarda (viagra gibi) bazı ilaçlarla bu sorunun üstesinden gelindiyse de bu durum kişide ED olmadığı anlamına gelmez. Durum ilaç desteği ile sadece maskelenmiştir.

Erektil disfonksiyon (iktidarsızlık) nedir?

Tanım olarak, erkeğin bir cinsel ilişkiyi başlatmak veya sürdürmek için gerekli yeterli sertleşmeyi sağlayamamasıdır.

Erektil disfonksiyonun nedenleri

- **Hormonal nedenler:** Testosteron hormonu eksikliği.
- **Kronik hastalıklar:** Şeker hastalığı, hipertansiyon, böbrek hastalığı vb.
- **Psikolojik nedenler:** Kronik stres, anksiyete, depresyon.
- Obezite.
- **Yaşam tarzı:** Aşırı alkol tüketimi, sigara, sağlıksız beslenme.
- **İlaç kullanımı:** Bazı tansiyon ilaçları (beta blokerler) ve anti-depresanlar ED'ye neden olabilir.
- **Damarsal nedenler:** Genital bölgeyi besleyen damarların arteriyoskleroz (damar sertliği) nedeniyle daralması veya tıkanması.

50 yaş ve üzerindeki erektil disfonksiyon hastalarının büyük çoğunluğunda hormonal yetersizliğin yanı sıra damarsal nedenler vardır. Genital bölge ve penisin kanlanması, karın içinde yer alan iliyak arterlerden sağlanır. Eğer iliyak arterler ve dalları arteriyoskleroz nedeniyle hastalanmışsa, haliyle bu bölgeye giden kan akımında azalma olacaktır. Bu yetersiz kanlanma da penisin kanlanmasında azalmaya neden olacaktır.

Penis sağlığı kalp sağlığının bir göstergesidir!!!

Genital bölgenin kanlanmasını sağlayan damarların büyük kısmı ufak boy arterlerdir. Bu ebatta damarlar vücudumuzun birçok organında da vardır (kalp ve beyin gibi) ve bu damarlar da aynı arteriyoskleroz hadisesine maruz kalır. Eğer kişide damarsal nedenlere bağlı ED varsa, mantıken başta kalp olmak üzere diğer organların da damarlarında aynı hastalığın olması ihtimali çok yüksektir. Yani, ED, başta koroner arter hastalığı olmak üzere diğer damar hastalıklarının öncü belirtisi olabilir!

2009 yılında Mayo Klinik'te yapılan bir bilimsel çalışma,

ED'nin gelecekte oluşacak kalp hastalıklarının göstergelerinden biri olduğu sonucuna varmıştır. 10 yıl boyunca takip edilen, kalp hastası olmayan, sağlıklı 40 yaş üzeri 1400 erkekten ED olanların 10 yıl içinde kalp hastalığına yakalanma oranı, ED olmayanlara göre %80 daha fazla bulunmuştur.

Yani, sorunun temeline inmeden ilaç desteği ile seks yapmak sağlığımıza zararlı olabilir.

Ana fikir

Eğer 45 yaş üstündeyseniz ve ED'den mustaripseniz, malum ilaçlara saldırmadan önce mutlaka kalp yönünden basit bir check-up'tan geçmekte büyük fayda vardır. Bu kontrol özellikle ailesinde kalp hastalığı hikâyesi bulunanlar ve sigara, şeker hastalığı, hipertansiyon gibi risk faktörleri olanlar için daha da önemlidir.

Tedavisi

- Genel bir check-up ile yukarıda saydığımız hastalıklardan biri varsa tedavisi yoluna gidilmelidir.
- Sağlıksız beslenme nedeniyle oluşmuş obezite, kolesterol yüksekliği gibi risk faktörleri giderilmelidir.
- Egzersiz ve spor ile genel 'kondisyon' düzeyi artırılmalıdır.
- Testosteron hormonu düzeyleri yetersiz ise testosteron hormon tedavisi bir opsiyon olabilir.

İlaç tedavisi

Bu konuda lütfen bana gelmeyin. Kendinize iyi bir ürolog bulun, o belki size o 'mavi haplardan' verir!!!

Erkeklerde cinsel gücü artıran bazı gıdalar

Cinsel performans düşüklüğü yukarıda saydığımız önemli hastalık durumlarından kaynaklanmıyor, sadece yaşa bağlı normal bir düşüşse, bu duruma yardımcı olabilecek bazı kozlarımız var.

Bir yaştan sonra biraz destek gerekiyor!!! Viagra ve benzeri ilaçlara saldırmadan önce, aynı işi gören bazı gıdalar var (padişah macunu değil). **Bu gıdaların ortak özelliği ve etkisi, damarlarımızda kan dolaşımını düzenlemek suretiyle çok önemli görev yapan 'nitrik oksit' (NO) maddesinin yapımını artırmalarıdır (Viagra da aynı mekanizma ile etkilidir).**

- **Karpuz:** İçeriğindeki 'citrulin' maddesi nitrik oksit yapımını artırır.
- **Bitter çikolata:** Kakaodaki 'flavanol' anti-oksidanlar kan basıncını düşürmek, kan akımını artırmak suretiyle faydalıdır.
- **Ceviz:** Diğer faydalarının yanı sıra içeriğindeki 'arginin' maddesi nitrik oksit yapımında görev alır.
- **Nar:** Damarları rahatlatmak suretiyle kan basıncını düşürür, dolaşımı artırır.
- **Sarımsak:** Damar sağlığı için çok faydalıdır.
- **Zeytinyağı:** Testosteron hormonu yapımına yardımcı olur.
- **Acı biber:** Kan basıncını düşürür, dolaşımı artırır.
- **Ispanak, roka, semizotu gibi yeşillikler:** Zengin vitamin, mineral ve anti-oksidan deposu bu yeşillikler nitrik oksit yapımını teşvik eder.
- **Balık:** Faydalı omega-3 yağları testosteron hormonu yapımını destekler.
- **Kırmızı pancar:** Bünyesindeki bitkisel doğal 'nitratlar' nitrik oksit yapısında yer alır.

Hayırlı işler!!!

Prostat Büyümesi (Benign Prostate Hiperplasi/BPH)

Prostat büyümesi orta yaş erkeklerin yaklaşık yarısını etkileyen ve yaşam kalitesini önemli ölçüde bozabilen can sıkıcı bir durumdur. Prostat büyümesi kendini 50 yaşlarında göstermeye başlar ve genellikle zaman içinde ilerler. 70'li yaşlara gelindiğinde erkeklerin %75'i bu durumdan mustarip olur.

Belirtileri

- İdrar akımında zayıflama,
- İdrarı başlatmakta zorlanma,
- Kesintili işeme,
- Sık işeme ihtiyacı,
- Acil işeme duygusu,
- Gece sık işeme ihtiyacı,
- İşerken zorlanma,
- İşeme sonrasında idrar damlatma,
- İdrarda kan,
- İdrar yolları enfeksiyonu,
- Mesanede taş oluşumu,
- İdrar tutamama.

Başlangıçta bu belirtilerin sadece bir kısmı vardır ama yıllar içinde diğer belirtiler de ortaya çıkar ve tablo ağırlaşır. İhmal edilen vakalar sonunda kanama, enfeksiyon veya tamamen idrar yapamama gibi komplikasyonlarla hastaneye düşer. Prostat büyümesi aynı zamanda cinsel aktiviteyi de olumsuz yönde etkiler. Prostat büyümesi olan hastaların en az yarısının cinsel yaşamlarını etkileyen sertleşme ve boşalma sorunları yaşadıkları bilinmektedir. Prostat büyümesi vakalarında ileride prostat kanseri görülebilirse de kanserin öncüsü değildir.

Prostat büyümesini önleyecek bir beslenme, ilaç veya yöntem maalesef yoktur. Bu durum genellikle ailevi yatkınlık gösterir. Prostat, yıllar içinde sessiz sedasız büyür ve bir aşamada kendini göstermeye başlar. Prostat hastalarının en az yarısı bir aşamada ilaç, ameliyat veya diğer yöntemlerle tedavi gerektirir duruma gelir.

Tedavisi

Son yıllarda geliştirilen bazı ilaçlar ve girişimsel yöntemler prostat büyümesinin sıkıntılarını büyük oranda giderebilmektedir.

Alfa bloker ilaçlar (Doxazosin, Prazosin vb), prostat ve idrar yollarındaki kaslarda gevşeme sağlayarak idrar akımı ile ilgili sıkıntıları giderir. Bu ilaçların aynı zamanda tansiyon düşürücü etkileri vardır.

Finasterid gibi ilaçlar prostatta üretilen bazı hormonları bloke ederek doğrudan prostat dokusunun ufalmasını sağlar. Bu ilaçların yan etkisi ise bazı hastalarda cinsel arzu ve iktidarda azalmaya neden olmalarıdır.

Prostat büyümesinin cerrahi ve girişimsel tedavileri son yıllarda büyük gelişmeler göstermiştir. Klasik açık ve kapalı (TUR) ameliyatlarının yanı sıra Lazer (ILC ve HoLEP), Mikrodalga (TUMT) ve Radyo dalgaları (TUNA) ile yapılan ve prostat dokularını yakarak eritme esasına dayanan girişimsel yöntemler başarıyla uygulanmaktadır.

Prostat Kanseri

Prostat kanseri, prostat dokusundan kaynaklanan bir kanser türüdür. Genellikle 50 yaşından sonra görülmeye başlanır, 60 ve 70 yaşlarında görülme sıklığı artar. 70 yaşın üzerinde erkeklerin büyük bir kısmında belirti veren veya vermeyen prostat kanseri vardır.

Belirtileri

Prostat kanserinin belirtileri prostat büyümesinin belirtilerinin hemen hemen aynıdır. İlave olarak kanserin safhasına göre bu belirtilerin yanı sıra karın ve perine bölgesinde ağrı, idrarda veya menide kan görülmesi, ağrılı işeme, halsizlik ve zayıflama görülebilir.

Prostat kanserinin erken teşhisi hayat kurtarıcıdır. Bu konuda en önemli nokta, risk faktörlerinizi bilip ona göre önlem almaktır.

Risk faktörleri

- 50 yaş üstü,
- Ailede prostat kanseri olması (baba, dede, ağabey, amca gibi yakınlarda),
- Obezite ve et ağırlıklı bir beslenme alışkanlığı,
- Sigara ve alkol alışkanlığı.

Ailede prostat kanseri öyküsü olan erkeklerin 40 yaşından, orta derecede risk faktörleri olanların 50 yaşından itibaren senede bir kez prostat kontrolünden geçmeleri önerilmektedir.

Prostat kontrolü

- Makattan parmakla prostat muayenesi.
- Makattan ultrasonla prostat muayenesi.
- Kanda PSA (Prostate Specific Antigen) seviyesi tespiti yapılır.

Senede bir kez yapılacak 2-3 dakikalık (tatsız) bir muayene ve basit bir kan tetkiki ile bu durum kontrol altında tutulabilir. Kanser şüphesi olan kişilerde tomografi veya prostat biopsisi gibi daha ileri tetkikler yapılabilir.

PSA seviyesinin 10ng/ml'nin üzerinde olması kanser şüphesi uyandırır ama daha yüksek seviyelerde olup kanser olmayan vakalar ve düşük PSA'sı olup kanser olan vakalar da vardır. Değerlendirme, muayene ve diğer bulgular ile birlikte yapılır.

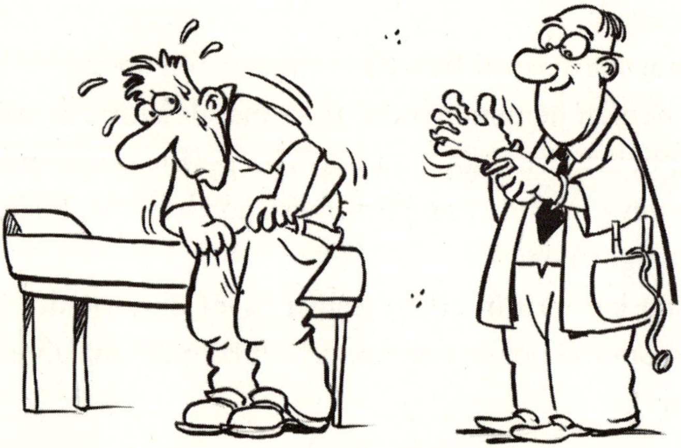

Tedavisi

Prostat kanserinin tedavisinde son yıllarda önemli gelişmeler sağlanmıştır. Çok ileri evrelerde teşhis edilen vakalar dışında tedavi şansı çok yüksektir.

Tedavide uygulanan yöntemler şunlar:

- Radyoterapi (ışın tedavisi),
- Brachytherapi (prostat içine minik bir radyoaktif boncuk yerleştirme),

- Kriyoterapi (prostat tümörünü dondurma),
- Cerrahi,
- Hormon tedavisi (erkeklik hormonlarının baskılanması),
- Kemoterapi.

Prostat kanserinin tipine, evresine ve hastanın durumuna göre yapılabilecek bu değişik tedavi yöntemlerinin kendilerine göre avantaj ve yan etkileri vardır. Tedavilerin en önemli yan etkileri cinsel fonksiyonlarda bozulmadır.

Prostat kanserine karşı alınabilecek önlemler

Her türlü kanserin önlenmesinde olduğu gibi taze meyve ve sebzeden zengin, sağlıklı bir beslenme prostat sağlığı için elzemdir. Özellikle prostat kanserinin önlenmesinde etkili olduğu bilinen üç 'süper gıda' domates, brokoli ve nardır.

Domates'te bulunan 'likopen' güçlü anti-oksidan etkiye sahip bir 'karotenoid' maddedir. Harvard Üniversitesi'nde 40.000 kişi üzerinde yapılan bir çalışma, yüksek oranda domates ve domates ürünleri tüketen kişilerin prostat kanserine yakalanma riskinin normale göre %35 daha az olduğunu göstermiştir. Benzer bir çalışma, yüksek kan likopen düzeylerinin prostat kanseri göstergesi olan kan PSA düzeyleri ile ters orantılı olduğunu göstermiştir.

Brokoli'de bulunan güçlü anti-oksidan ve anti-kanserojen madde 'sulforafan'ın, mesane ve prostat kanserlerinde hem kan hem de idrar yoluyla etkili olduğu gösterilmiştir.

Çok yüksek anti-oksidan kapasiteye sahip olan narın içerisindeki polifenolik anti-oksidanların (başta ellagic asit) kanser oluşumunu engellediği bildirilmektedir. Stanford Üniversitesi'nde yapılan bir çalışma, günde 250 ml nar suyu içen prostat kanserli hastaların tümör gelişiminde önemli bir yavaşlama olduğunu göstermiştir.

Üçüncü Bölüm:

ORTA YAŞLARDA GÖRÜLEN AĞRILAR

Orta yaşla birlikte tanıştığımız marazalardan biri de ağrılardır. Bu ağrılar, gençliğimizde yaşadıklarımızdan çok farklıdır ve çoğunun bariz bir sebebi yoktur. Daha fenası, bu yaşlarda bedenimizden daha önce hiç duymadığımız sesler bile gelmeye başlar. Kaporta eskiyor ne de olsa!

Ağrı, kişiye verdiği rahatsızlığın ötesinde strese neden olan ve yaşam kalitesini önemli ölçüde bozan bir durumdur. 35 yaşın üzerinde kişilerin dörtte biri bir şekilde sürekli olarak bir ağrıdan mustariptir. Ağrı, aynı zamanda iş verimliliğini önemli ölçüde azaltan ve iş gücü kaybına neden olan ekonomik bir olgudur.

En sık görülen orta yaş ağrıları

- Baş ağrısı,
- Bel ağrısı,
- Karın ağrısı,
- Eklem ağrıları,
- Ayak/bacak ağrıları,
- Fibromiyalji (kulunç).

Ağrı konusu çok geniş. Sadece baş ağrısı konusunda cilt cilt kitaplar yazılıyor. Ben bu konuda bilmeniz gereken kadarını ana hatlarıyla 5-10 sayfada özetlemeye çalışacağım.

Baş Ağrısı

Baş ağrısı dünyada milyonlarca kişiyi günlük olarak etkileyen, geldiği zaman insana hayatı zindan eden bir durumdur. Baş ağrısı iş verimliliğini azaltır, iş gücü kaybına neden olur, uykuyu ve cinsel yaşamı bozar, strese neden olur, kısacası, yaşam kalitesini önemli ölçüde bozar. Baş ağrısı, doktora görünme ve nöroloji kliniklerine başvurmada ön sıralardadır. Baş ağrıları her yaşta görülebilirse de orta yaşlarda sıklığı artar. Baş ağrılarının birçoğu basit önlemler ve ilaçlarla tedavi edilebilse de bir kısmı tedaviye çok dirençlidir.

Baş ağrıları, nedenlerine ve tipine göre değişik şekilde sınıflandırılabilir:

- **Gerilim tipi baş ağrısı:** En sık görülen baş ağrısıdır. Toplumun %3'ünde bulunur. 4-5 saat süren, başın mengene ile sıkıldığı hissini veren ağrılardır.
- **Migren tipi baş ağrısı:** Sebebi belli olmayan, daha çok kadınlarda görülen, günlerce sürebilen, bulantı ve kusma ile seyreden habis bir ağrı türüdür.
- **Küme tipi baş ağrısı:** Ataklar şeklinde seyreden çok şiddetli baş ağrılarıdır.

Baş ağrıları konusu çok geniş ve karmaşık bir konu!

Haddimizi aşmadan kısaca baş ağrılarına neden olan veya tetikleyen durumlara bir göz atalım...

- **Stres:** Orta yaşlarda baş ağrısının en önemli nedenlerindendir. Mekanizması tam bilinmemekle birlikte günlük stres hormonlarının (adrenalin, kortisol) beyin kimyasında değişikliklere neden olduğu, beyin damarlarında büzüşmeye veya genişlemeye neden olarak ağrı yarattığı sanılmaktadır. Öte yandan, stresin kişide yarattığı fizyolojik etkilerin yanı sıra boyun, omuz, sırt ve hatta çene kaslarında neden olduğu kasılma ve bu sürekli gerginlik hali bir süre sonra baş ağrılarına neden olur. Genellikle strese yandaşlık eden uyku bozuklukları, sigara ve alkol de bu ağrılara katkıda bulunur.

- **Hipertansiyon:** Orta yaşlarda görülmeye başlayan baş ağrılarının önemli bir kısmı hipertansiyon nedeniyle olur ve bazen tansiyon hastalığının ilk belirtisi olabilir. Bu, genellikle enseden başlayan ve başa yayılan bir ağrıdır, çoğu zaman gözlere vurur ve genellikle hafif bir sersemlik hali ile birliktedir.
- **Sinüzit:** Kronik sinüs enfeksiyonları ve sinüs kistleri elmacık kemikleri ve alın bölgesinde başlayan ve tüm başa yayılan ağrılara neden olabilir.
- **Görme bozuklukları:** Orta yaşlarda başlayan 'yakını görememe' durumu (presbiyopi) çoğu zaman kişi tarafından uzun süre ihmal veya inkâr edilir. Özellikle kitap harflerini okumakta zorlanan orta yaşlılar önce yazıları uzaklaştırmaya başlar, arkasından 'göz kısma' başlar. Karizmayı çizdirmemek adına, okuma gözlüğü almak mümkün olduğu kadar geciktirilir. Gözdeki bu zorlanma çoğu zaman baş ağrısına neden olur.
- **Kötü hastalıklar:** Sürekli ve uzun süren baş ağrıları (Allah korusun) beyindeki birçok önemli hastalığın göstergesi olabilir. Beyin tümörleri, beyin damar anevrizmaları gibi hastalıkların ilk belirtileri genellikle baş ağrısıdır. Ağrı kesici ilaçlarla geçmeyen ve 2-3 günden uzun süren sürekli baş ağrısı durumunda bir nöroloji uzmanına gö-

rünmekte fayda vardır. Basit bir göz dibi muayenesi ve gerektiği takdirde bir tomografi ile ciddi hastalıklar zamanında yakalanabilir.

- **Bazı gıdalar:** Kırmızı şarap, bazı peynirler ve işlenmiş (şarküteri) etler birçok insanda baş ağrısına neden olabilir. Bu gıdalardaki suçlu, tirosin aminoasidinin bir yıkım ürünü olan 'tiramin'dir. Tiramin, beyinde baş ağrısına neden olan bazı kimyasal maddelerin açığa çıkmasına neden olur. Gıdaların yıllanmışlığı veya eskiliği oranında tiramin miktarı da artar. Bazı kişiler tiramine karşı daha hassastır. Bazı kişilerde çikolata ve bir gıda katkısı olan MSG de baş ağrısı nedeni olabilir.
- **Çeşitli nedenler:** Parlak ışıklar, yüksek sesli müzik veya TV, uzun süre bilgisayar karşında çalışmak, sigara, alkol, açlık, uyku bozuklukları da baş ağrılarını tetikleyen diğer faktörlerdir.

Orta yaşlarda ortaya çıkan baş ağrıları büyük oranda selim ağrılardır ve ağrı kesici ilaçlarla kolayca tedavi edilebilir. Herkese iyi gelen tek bir ilaç yoktur. Ağrının tipine, nedenine ve kişinin bünyesine göre değişik ilaçlardan fayda görülebilir. Bana iyi gelen size gelmeyebilir, ama herkese göre bir ilaç mutlaka vardır.

Kaş bölgesine, şakaklara ve boyun kaslarına yapılacak hafif bir masajın baş ağrısını hafiflettiği gösterilmiştir. Bu bölgelerde baş ağrısına neden olan veya ağrıyı artıran kas spazmları hafif masajdan fayda görür.

Birçok insanda, mümkün olduğu kadar ilaç kullanmama ve ağrılara dayanma takıntısı vardır. Evet, gereksiz yere ilaç alınmamalı ama ağrıdan başınız çatlayana kadar da beklemenin bir anlamı yok. O aşamada alınan ilacın faydası sınırlı olur. Baş ağrısını hissetmeye başladığınız anda alınan ilaç çok daha etkili olacaktır.

Acil baş ağrısı durumları

- 2-3 günden fazla süren baş ağrıları,
- Şimşek çakması tarzında baş ağrıları,
- Baş ağrısı ile birlikte sersemlik veya zihinsel bozukluk oluyorsa,
- Baş ağrısı uykudan uyandırıyorsa,
- Baş ağrısı egzersiz veya ıkınma gibi bir zorlanma sırasında oluyorsa,
- Baş ağrısı ile birlikte bir uzuvda güç kaybı olduysa,
- Baş ağrısı pozisyona göre değişiyorsa,
- Yüksek ateş ve boyunda sertlik varsa acilen bir hekime veya tercihen bir nöroloji uzmanına başvurulmalıdır.

Bel Ağrısı

Modern toplumlarda 35 yaş üzeri her altı kişiden biri bel ağrısı (lower back pain) çekmektedir. Bel ağrısı kişinin yaşam kalitesini önemli ölçüde bozan ve aktivitelerini kısıtlayan bir durumdur. Doktora başvurma ve iş kaybı nedenlerinde de baş sıralardadır.

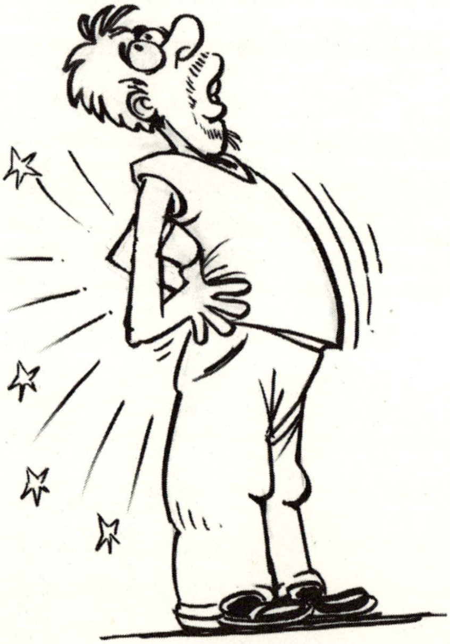

Bel ağrısı, bel bölgesindeki kaslardan, kemiklerden veya sinirlerden kaynaklanır. Çoğunlukla olayda hepsinin bir payı vardır.

Bel ağrısının orta yaşlarda görülmeye başlanmasının en önemli nedenleri:

- Sırt ve karın kaslarında zayıflama,
- Postür bozuklukları (yanlış oturma ve yatma),

- Omurgalarda aşınma,
- Kilo alma,
- Hareketsiz yaşam tarzı (kondisyonsuzluk),
- Esasen her şey, yaşlandıkça fiziksel aktivitemizin azalmasından kaynaklanıyor.

Hareketsiz bir yaşam tarzı kilo almaya, kilolar da omurgalara aşırı yük binip aşınmasına neden oluyor. Yine hareketsizlik, omurgaları destekleyen gövde kaslarının zayıflamasına ve omurgaların desteksiz kalmasına neden olur. Bunun üstüne yaşlanma ile birlikte kemiklerdeki aşınmayı ve zayıflamayı ilave ederseniz, bel ağrısı için gerekli reçete tamamlanmış oluyor. Bu duruma tıpta 'ihtiyar at hastalığı' da denir. Gözünüzün önüne karnı aşağıya sarkmış ve beli aşağıya doğru kavis yapmış bir yaşlı at getirin!

Bu sağlıksız çatıya ağır kaldırma, hatalı eğilip kalkma, kötü bir yatak veya uyku pozisyonu gibi faktörler eklenince bel ağrısı ortaya çıkıyor.

Bel ağrılarının büyük çoğunluğu bel bölgesindeki kasların ve yumuşak dokunun zedelenmesi veya spazmı sonucu oluşur. Bu tür ağrılar genellikle spazm çözücü ağrı kesici ilaçlara ve dinlenmeye iyi cevap verir.

Aşınan, zayıflayan veya destekten yoksun kalan omurgalarda bel ağrısına neden olan daha ciddi bir durum ise bel fıtığıdır (disk kayması). Bel fıtığı, omurgaların arasında kıkırdak yapıda olan doku yastıkçıklarının (disk) yerinden kayması veya dış tabakasının yırtılması sonucunda omurilikten çıkan sinirlere baskı yapmasıdır. Bu durum akut (ani) veya kronik (süregelen) olabilir.

Akut bel ağrısı genellikle ağır kaldırma, düşme veya bel bölgesine yük bindiren hareketler nedeniyle olur. Bu durum genellikle şiddetli ağrıya neden olur. Ağrı aşağı bel bölgesindedir ve kalçalara ve bacağa vurur (siyatik). Ani olmayan durumlarda ağrı şiddetli değildir ama süreklidir ve pozisyona göre değişir. İlerlemiş vakalarda ağrıya bacaklarda uyuşma ve güç kaybı eşlik eder.

Bel ağrılarının tedavisi

- Kas gevşetici ilaçlar,
- Ağrı kesici ilaçlar,
- Fizik tedavi,
- Korseler ve aparatlar,
- Ameliyat.

Ancak önemli olan, işi bu noktaya getirmemektir. Bel kemiği hastalıkları ve ağrılarının büyük bir kısmı sadece fazla kiloları vermekle hafifler. Bel kemiğine binen yükün hafiflemesi oranında şikâyetler azalır. Bununla birlikte, gövde kaslarını (karın ve sırt) güçlendirmek ve postür bozukluklarını düzeltmek, sonu ağır ameliyatlarla bitecek bir süreci ortadan kaldırabilir.

Bu amaçla fizik tedaviyi takiben önerilecek karın ve sırt kaslarını güçlendiren egzersizleri uygulamak ve başta yüzme olmak üzere düzenli bir spor programına girmek elzemdir.

Karın Ağrıları

Karın ağrısı, 'gaz sancısı' gibi basit ve önemsiz bir nedene bağlı olabileceği gibi, 'pankreas kanseri' gibi çok ciddi ve tehlikeli bir hastalığın da göstergesi olabilir. Orta yaşlara gelindiğinde her türlü belirti, aksi ispat edilene kadar önemli sayılmalıdır. Karın ağrıları yaygın olabilir, karnın değişik bölgelerinde olabilir, sırta veya kasıklara vurabilir. Ağrı künt, keskin veya kramp şeklinde olabilir. Ağrının tabiatı, doğru teşhis ve tedavi için önemlidir.

En sık görülen karın ağrısı nedenleri

- Hazımsızlığa bağlı 'gaz' ağrısı,
- Gastrit/ülser,
- Kabızlık,
- Gıda alerjisi ve laktoz intoleransı,
- Safra kesesi hastalıkları,
- Apandisit,
- Bağırsak hastalıkları (Crohn hastalığı gibi),
- Reflü,
- Böbrek veya idrar yolları enfeksiyonu veya taşları.

Şu durumlarda endişe etmeli ve en kısa zamanda bir hekime başvurmalıyız:

- 2 günden fazla süren karın ağrısı,
- Karın ağrısı ile birlikte bulantı ve kusma olması,
- Ateş,

- Karında şişkinlik,
- Gaz çıkaramama,
- Kanlı dışkı,
- Kanlı kusma,
- Ağrının sırta vurması,
- Nefes darlığı,
- Karında dokunmakla hassasiyet,
- Yakın zamanda karna bir darbe alınmış olması.

Karın ağrısı durumlarında ağrının nedeni belli değil ise prensip olarak ağrı kesici ilaç alınmamalıdır. Ağrı kesiciler ağrıyı hafifleterek olayı maskeleyebilir, zaman kaybına neden olur ve hekimi yanıltabilir.

Eklem Ağrıları

İşte size dört dörtlük bir orta yaş belirtisi ve rahatsızlığı!

Eklemler iki kemiğin birleştiği oynak bölgelerdir. Kemikler bu bölgede kaslar, kirişler, kıkırdaklar ve bağ dokusu ile desteklenir. Özellikle iki kemiğin temas ettiği bölgeler güçlü, esnek ve kaygan kıkırdaklar ve yastıkçıklarla tamponlanır. Bu sayede kemikler aşınmaz. Özellikle diz ve kalça eklemleri vücudumuzun tüm yükünü (50-150 kg) kaldıran çok güçlü eklemlerdir ve çoğunlukla bize bir ömür boyu hizmet ederler. Bir otomobil amortisörünün ömrünün 3-5 yıl olduğu düşünülürse, eklemlerimizin ne kadar cefakâr olduğu daha iyi anlaşılır.

Orta yaşlara gelindiğinde bu cefakâr eklemlerimizden ses gelmeye başlamasına pek şaşırmamak gerekir. Hele ki onlara gereken özeni göstermediysek! Eklem ağrıları 'romatoid artrit' gibi spesifik bir hastalığa bağlı değilse (ki genellikle değil) düpedüz yaşlanmaya ve aşınmaya bağlıdır. Dejeneratif artrit veya osteoartrit dediğimiz bu durum en çok diz ve kalça eklemlerinde kendini gösterir ve önemli şikâyetlere neden olur. Önlem alınmadığı takdirde 50'li yaşlarda başlayan bu sıkıntılar 60-70 yaşlarında bu eklemlerin protezlerle değiştirilmesi ile sonuçlanır. Osteoartrit sadece diz ve kalçada değil, bel ve boyun omurlarında, el ve ayak parmaklarında da görülebilir.

Dejeneratif artrit nedenleri

- Yaşlanma (eklem kıkırdaklarında zayıflama başlar).
- Aşırı kilo alma (eklemlere yük bindirir).

- Osteoporoz (kemik dokusunda zayıflamaya neden olur).
- Eklemlere aşırı yük bindiren işlerde çalışma (profesyonel sporcularda sık görülür, eklemlerde aşınmaya neden olur).
- Dejeneratif artritin en önemli bulgusu ağrıdır. Sabahları tutukluk gösteren bu eklemler yarım saat içinde açılmaya başlar. Bu süre içinde eklemden 'çıtırtı', 'tıkırtı' şeklinde sesler gelmesi nadir değildir. Bir süre sonra eklemin üzerine binen yük oranında ağrı başlar.

Dejeneratif artrit kişinin yaşam kalitesinde ciddi bozulmaya neden olan bir hastalıktır. Zamanında önlem alınmadığı takdirde eklemin bir protez ile değiştirilmesi ile sonuçlanan büyük bir ameliyat gerektirir.

Önlemler ve tedavisi

Dejeneratif artrit bir kez başladı mı onu tamamen geriye çevirmek mümkün değildir.

Bu yaşlarda alınacak önlemler sıkıntıların azalmasına ve hastalığın ilerlemesini durdurmaya yöneliktir:

- Fazla kilolardan kurtulmak,
- Düzenli egzersiz ile eklem çevresindeki kasları güçlendirmek,
- Fizik tedavi ile eklem esnekliğini artıracak hareketler ve soğuk/sıcak uygulamaları,
- Anti-enflamatuar ilaçlarla eklemlerdeki yangıyı gidermek,
- Ağrı kesici ilaçlar,
- Eklem içine ilaç enjeksiyonları,
- Eklem üzerine yük binmesini azaltacak aparatlar,
- Ameliyatlar.

Eklem sağlığı için faydalı olduğu, aşınan kıkırdakların yenilenmesini sağladığı söylenen (ve yaygın olarak kullanılan) Glucosamin ve Chondroitin sulfat gibi maddelerin faydası bilimsel olarak gösterilememiştir.

Dejeneratif artritin bir numaralı nedeni ve düşmanı, ekleme aşırı yük bindiren kilolardır. Fazla kilolar ekleme yük yapar, dokuyu bozarak ağrıya neden olur, bu sefer ağrı nedeniyle hareket kabiliyeti azalır ve yeteri kadar hareket edilemediğinden dolayı kilolar artar. Bu şekilde oluşan bir fasit dairenin en kısa zamanda kırılması gerekir. Bu aşamada fizik tedaviye ilaveten eklemlere yük bindirmeyen pasif jimnastik ve yüzme gibi aktivitelere ağırlık vermek gerekir.

Öte yandan protein, kalsiyum, D vitamini ve anti-oksidanlardan zengin bir sağlıklı beslenme rejimi eklem ve kemik sağlığı için elzemdir.

Ayak/Bacak Ağrıları

20 yaşlarındaki gençlerin ayak/bacak ağrılarından şikâyet ettiğini göremezsiniz. Orta yaşlara gelindiğinde kadın erkek herkes bir aşamada bu tip sıkıntılarla karşılaşır. Eklem ağrıları bölümünde söylediğim her şey ayak ve bacaklar için de geçerlidir. Hayatımızın büyük kısmı o ayakların üzerinde geçmektedir. Yıllar içinde bu cefakâr organlarımızın isyan etmeye başlaması çok doğaldır.

Ayak deyip önemsemediğimiz bu uzuvlarımızın sorunları sayılamayacak kadar çok. Bazısına kısaca değinelim.

Ayak/bacak ağrılarına neden olan başlıca nedenler

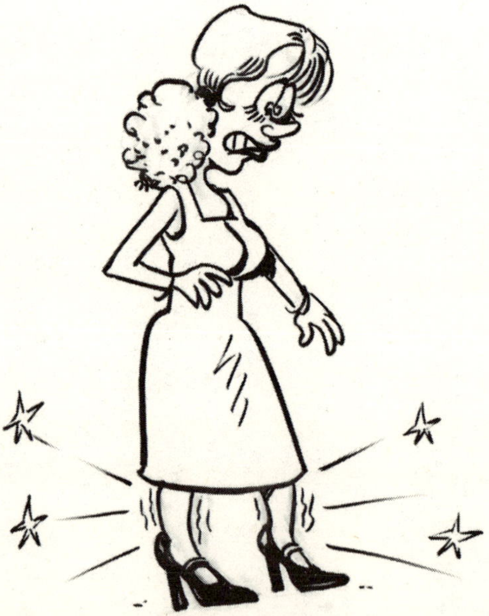

Ortopedik nedenler

- **Düztabanlık:** Doğuştan gelen düztabanlığın dışında zamanla ve yaşlanma ile gelişen tipleri vardır. Genellikle kilolu kişilerde görülür, zamanla ilerler ve kişide yürümekle gelen ayak ve baldır ağrılarına neden olur. Tedavisi, uygun ayak tabanlıkları, ileri durumda ameliyattır.
- **Halluks valgus:** Ayak başparmağı kemiğinin dışarıya doğru çıkıntı yapmasıdır. Kötü görünümünün yanı sıra zamanla diğer ayak kemiklerinin yapısını bozar ve ağrılara neden olur. Nedeni kesin olarak bilinmemekle birlikte yürüyüş bozuklukları ve uygun olmayan ayakkabı kullanımı hadiseyi azdırır. İleri durumlarda ameliyat ile tedavi edilir.
- **Yüksek topuklu ayakkabı hastalığı:** Her ne kadar yüksek topuklu ayakkabılar hanımları daha alımlı ve seksi gösterse de uzun vadede faturası bir hayli yüksek. 6 cm'den yüksek topuklu ayakkabıların sürekli olarak giyilmesi öncelikle ayak kemiklerinin ve tendonlarının zorlanmasına ve yapılarının bozulmasına neden olur. Yüksek topuklu ayakkabının içindeki ayağın pozisyonu anormal olduğu için, yürürken dizler, kalçalar ve belkemiği de bu durumu telafi etmek için anormal bir pozisyon alır. Bu anormal pozisyon bu eklemlerin zorlanmasına, kısa vadede ağrılara, uzun vadede de eklemlerin aşınmasına ve dejeneratif artrit oluşumuna neden olur. Bilimsel çalışmalar, yüksek topuklu ayakkabı giyme alışkanlığında olan kadınların ileride eklem sorunları yaşamalarının giymeyenlere göre %50 daha fazla olduğunu göstermiştir.

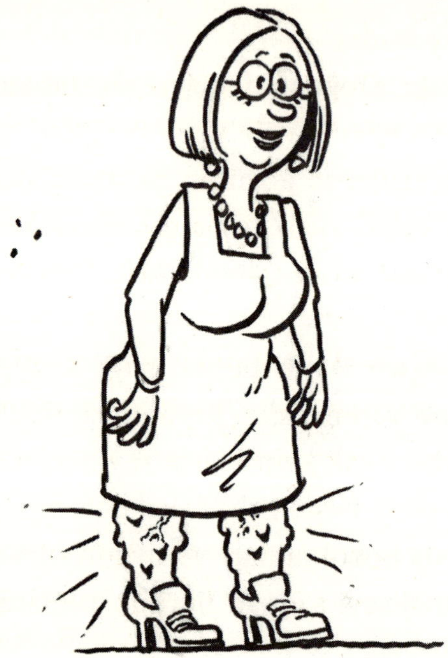

Dolaşım bozuklukları

- **Venöz yetmezlik ve varisler:** Orta yaşlarda ortaya çıkan ayak/bacak ağrılarının en önemli nedenlerinden biri, dolaşım bozukluklarıdır. Venöz yetmezlik, dokular tarafından kullanılmış 'kirli kanı' toplayıp kalbe geri götüren toplardamarların zayıflaması ve genişlemesi sonucunda oluşur. Toplardamarlarda oluşan bu genişleme aynı zamanda kanın geriye kaçışını önleyen damar içi kapakçıkların yapısını ve fonksiyonunu bozar. Kalbe dönüşü zorlaşan kan, damarlarda göllenir ve damar dışına sızarak ödeme neden olur. Özellikle kadınlarda hamilelik sırasında ve menopoz sonrasında ortaya çıkan bu durum ayaklarda ve ayak bileklerinde şişme ve yüzeysel damarlarda genişleme ile kendini gösterir. Sabah saatlerinde normal olan ayaklar akşama doğru şişmeye başlar ve ayakkabılara sığmaz olur. Ayaklarda ağırlık ve ağrı oluşturur. Özellikle uzun süre ayakta hareketsiz kalan kişilerde (öğretmenler, diş hekimleri, cerrahlar, tezgâhtarlar) daha çok sıkıntıya neden olur. Kilo fazlası da damarlara yük bindirerek hadiseyi azdırır. Uzun süre hareketsiz kalınmasını gerektiren uçak ve otobüs yolculukları da bu kişilerde büyük sıkıntıya neden olur.

- **Venöz yetmezliği hafifletmenin yolları:** Uzun süre ayakta hareketsiz kalmaktan veya uzun süre ayakları sarkıtarak oturmaktan sakınılmalı. Zaman zaman kısa yürüyüşler yapmalı veya bacak kaslarını çalıştıracak hareketler yapılmalı. Kilo fazlası varsa verilmeli. Öğlene doğru ve akşamüstü 10 dakika kadar uzanarak bacakları duvara yaslamalı veya ayakların altına 2-3 yastık alarak damarların boşalması sağlanmalı. İşi gereği uzun süre ayakta kalmak zorunda olan kişilerin orta basınçlı varis çorabı veya 'destek çorabı' kullanmaları bacaklarda şişme ve ağrıları önlemeye yardımcı olur. Venöz yetmezliğe iyi gelen bir ilaç yoktur!
- **Varisler:** Varis denince, bacaktaki toplardamarların genişleyerek belirgin hale gelmesini anlıyoruz. Varisler, damar duvarlarındaki bir zayıflama veya damarlar içinde basınç artması nedeniyle olur. Kadınlarda varisler en çok hamilelik dönemlerinde ortaya çıkar ve zaman içinde ilerler. Bunun nedeni, hamilelik sırasında bebeğin kitlesiyle karın içindeki damarlara baskı yapması ve damarların içindeki basıncın artmasıdır. Bunun dışında varisler öğretmenlerde, cerrahlarda, diş hekimlerinde ve tezgâhtarlarda daha sık görülür. Bunun nedeni, ayakta uzun süre ve hareketsiz kalınmasının damar içi basıncı artırmasıdır. Bazen varisler hiçbir belirgin neden olmaksızın kendiliğinden oluşur. Bunun nedeni, genellikle damar duvarında doğuştan gelen bir zayıflıktır. Bu durum,

bazı ailelerin özellikle kadınlarında görülebilir. Varisler tedavi edilmezse zamanla ilerler ve çevresindeki diğer damarları da hastalandırır. Varisler çirkin görünümlerinin ötesinde zamanla ayak ve bacaklarda şişmeye ve ağrıya neden olur. Kronikleşen varisler ve venöz yetmezlik zamanla ciltte kalıcı renk değişikliklerine ve kapanmayan yaralara neden olur.

Varis tedavisi: Varisin tipine, derecesine ve yerine göre değişik tedavi opsiyonları vardır. **Ameliyat,** varisli damarın ayak bileğinden kasığa kadar olan kısmının tamamen çıkarılması. **Sklerozan madde enjeksiyonu,** bölgesel varislerin (pake) içine köpürtülmüş damar yakıcı ilaçların enjeksiyonu. **Lazerle damar içi yakma yöntemi,** normal şartlarda ameliyat gerektiren yaygınlıktaki varis durumlarında ameliyata alternatif olarak hasta damarın çıkartılması yerine lazerle tamamen yakılmasıdır. Ayrıca sıkıntıları hafifletmek adına **varis çorabı** da kullanılmaktadır.

- **Kılcal varisler:** Kılcal varisler bacak cildindeki kılcal damarların genişleyerek belirgin hale gelmesidir. Kırmızı mor renkte, çizgi şeklinde veya örümcek ağı şeklinde olabilir. Neredeyse sadece kadınlarda görülür ve hormonal dengesizliğe bağlı olduğu sanılmaktadır. Hamilelik ve menopoz dönemlerinde artış gösterir. Kılcal varislerin sağlık üzerine zararlı bir etkileri yoktur. Ağrıya neden olmaz. Kadınlar büyük oranda estetik kaygılarla hekime başvurur.

Kılcal varislerin tedavisinde tek yöntem, bunların haricen lazerle yakılmasıdır. Gelişmiş teknoloji lazer cihazları ile ehil ellerde bu çirkin varisçiklerden kurtulmak mümkün.

- **Atardamar hastalıkları:** Atardamarlar kanı kalpten dokulara ulaştıran damarlardır. Bu damarların Ateroskleroz (damar sertliği) nedeniyle daralmaları veya tıkanmaları sonucunda o damarın beslediği bölgede bir kanlanma yetersizliği olur. Orta ve ileri yaşlarda özellikle erkeklerde görülebilen bu durum, yürümekle baldırlarda ağrıya neden olur, çoğu zaman durup dinlenmeyi gerektirir (kesintili yürüme/claudicatio intermittens). Şikâyetler zamanla artar, yürünebilen mesafe azalır ve bir süre sonra ayaklarda kangrene kadar gidebilen dolaşım bozukluğu oluşur.

Atardamar dolaşım bozukluğu belirtileri: Yürümekle baldırlara giren ağrı, baldır krampları, bacaklarda kıllanmanın azalması, ayak cildinde solukluk, ayaklarda üşüme. Sıraladığım bu belirtileri olan 50 yaş üstü ve damar sertliği risk faktörleri (sigara, obezite, şeker hastalığı, aile öyküsü) olan erkeklerin bir kalp-damar cerrahına kontrole gitmelerinde fayda vardır.

Kulunç (Fibrozit/Fibromiyalji)

Kulunç, vücudun daha ziyade sırt, boyun ve kalça bölgelerinden kaynaklanan ve zaman zaman şiddetli ağrıya neden olan bir durumdur. Hastalık demiyoruz, zira nedeni belli olmadığı gibi, elle tutulur somut bir bulgusu da yoktur. Röntgende ve kan tahlillerinde bir şey görülmez. Çoğu zaman 'tetik' noktaları denilen noktalardaki kas ve bağ dokusunda bir spazm vardır, bu noktalara basılmakla şiddetli ağrı olur ve ağrı çevre dokulara yayılarak büyük sıkıntı verir.

Ağrının oluştuğu bölgelerde elle tutulur önemli bir bozukluk tespit edilemediğinden, fibromiyaljinin ağrı sinirlerinde bir tür kısa devre yaptığı ve kişi tarafından abartılmış bir şekilde algılandığı düşünülmektedir. Ağrının yanı sıra çoğu zaman kişide halsizlik ve bıkkınlık oluşur.

Fibromiyalji büyük oranda 30-60 yaş arası kadınlarda görülür. Bu nedenle, hormonal bir mekanizma söz konusu olabilir. Soğuk ve rutubetli hava, stres, uykusuzluk ve fiziksel zorlanma veya hareketsizlik kulunç sıkıntılarını artıran faktörlerdir. İlginç bir nokta, şiddetli kulunç ağrısı çeken kişilerin birçoğunda depresyon görülmesidir. Bu da olayda bir psikolojik faktörün de olduğunu düşündürüyor.

Fibromiyalji sürekli bir bozukluk değildir. Dönem dönem artar, sonra kaybolur, sonra günler, bazen aylarca ara verdikten sonra tekrar azabilir.

Tedavisi

- Ağrı kesici ve kas gevşetici ilaçlar,
- Sırt kaslarını çalıştıran egzersizler,
- Masaj (kulunç kırdırma!!!),
- Stresle mücadele,
- Uyku bozukluğu ile seyreden vakalarda uyku ilacı,
- Gereğinde anti-depresanlar.

Dördüncü Bölüm:

ORTA YAŞLARDA CİNSELLİK

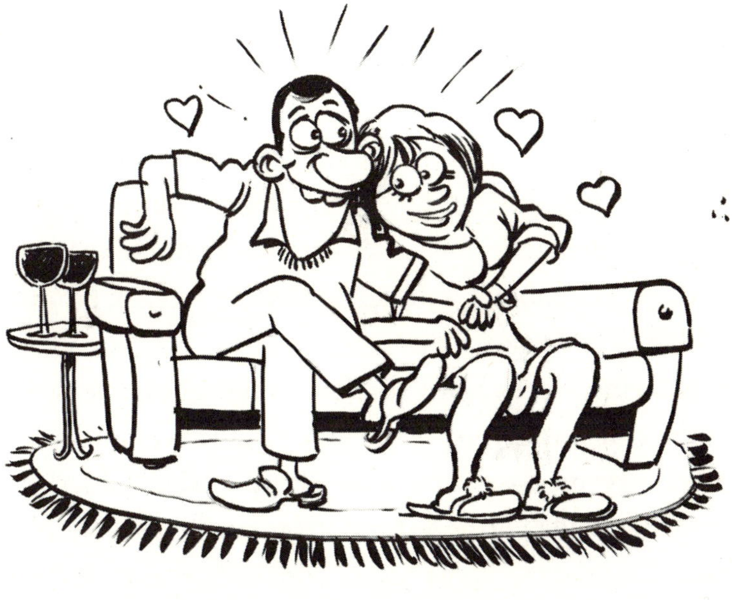

İnsanlar cinsel olgunluğa en geç ulaşan canlılardır. Dünyadaki memeli canlıların çoğu 1 ila 5 yıl içinde cinsel olgunluğa ulaşabilirken, insanlarda bu süre ortalama 14 yıldır. Erkekler 13-14 yaşlarında ergenlik çağına girer, 16 yaşına geldiğinde tam cinsel olgunluğa erişmiş sayılır. Kızlar 12-13 yaşlarında ergenliğe girer ve 14-15 yaşlarında cinsel olgunluğa ulaşır. Cinsel olgunluk, erkek için bir dişiyi başarılı bir şekilde döllemek, kadın içinse gebe kalabilmek ve başarılı bir şekilde doğum yapabilmek olarak tanımlanmaktadır. Cinsel olgunluğa ulaşmada ve sonrasında cinsel aktivitelerin sürdürülmesinde cinsel hormonlar, 'östrojen' ve 'testosteron' tabii başroldedir.

Esasen cinsellik tabiatın canlıları üremeye teşvik etmek için tasarlanmış bir kandırmacası. Cinsel hormonların etkisiyle karşı cinse duyulan ilgi ve arzu cinsel birleşmeye yol açıyor, işlem tamamlandıktan sonra da önce cinsel bölgelerde oluşan tatlı kasılmalar (orgazm), cinsel gerginliğin boşalması ve en sonunda ödül olarak beyinden salgılanan mutluluk verici hormonların salgılanması (endorfinler, oksitosin ve prolaktin, dopamin) canlıları üremeye teşvik etmek için verilen rüşvetlerdir.

Bu iş bu kadar zevkli olmasa, herhalde kimse durup dururken 'hadi çocuk yapalım, büyük zorluklara katlanalım, sorumluluklar yüklenelim, hayatımızı ipotek altına aldırıp zindan edelim' demezdi. Neyse ki bize bu kazığı atan tabiat bir de 'annelik' ve 'babalık' gibi içgüdüler de vererek bu durumu katlanılabilir hale getirmiş.

İnsanların cinsel yaşam süreleri evrimsel olarak türlerinin devamlılığını sürdürmek adına en az 2-3 yavruyu erişkin yaşa getirmek üzerine tasarlanmıştır. Evrim (Allah/tabiat) bu görevlerini başarıyla yerine getiren insanların cinsel yaşamlarını ve hatta ömürlerini yavaş yavaş sonlandırmakta ve bir sonraki nesle devretmektedir. Milyonlarca yıllık evrim sürecinde insanlar 15 ile 35 yaşları arasında 5-10 yavru yapar, bunların 2-3 tanesini erişkin yaşa getirir ve misyonlarını tamamlarlardı. (O yıllarda ortalama yaşam süresinin 40 civarında olduğunu hatırlatayım.) Son 100 yıl içinde yaşam şartlarında ve tıp alanındaki olumlu gelişmeler oyunun kurallarını değiştirdi. İnsanların yaşam süreleri 40'lardan 70'lere, 80'lere çıktı ama genetik programımız yine de 35 yaşlarından sonra cinsel dürtülerimizi ve gücümüzü kontrol eden hormonlarda azalmaya neden oluyor.

Kadınlarda 40 yaşlarında yavaş yavaş azalmaya başlayan cinsel hormonlar menopoz ile birlikte ani bir düşüş gösterir. Erkeklerde yine bu yaşlarda azalmaya başlayan cinsel hormonlar daha yavaş fakat sürekli bir düşüş içine girer. Cinsel dürtülerde ve güçte azalma sadece hormonlara bağlı değil tabii. Orta yaşlarda görülmeye başlanan hipertansiyon, şeker hastalığı ve benzeri hastalıklar ve genel anlamda 'formsuzluk' cinsel performansı etkileyen önemli faktörlerdir.

Orta yaşlara gelindiğinde (özellikle erkeklerde) cinsel performansın azalması önemli ruhsal sıkıntılara neden olur. Bu durumu yaşamın ve yaşlanmanın doğal bir gelişmesi olarak kabullenmek ve duruma adapte olmak yerine çok kişi eski (azgın) günlerini hatırlar ve geldiği durumu kabullenmekte zorlanır. Kadınlarda durum çok farklıdır. Kadınlar menopoz ile birlikte değişik reaksiyonlar gösterebiliyor. Menopozdan sonra cinsellik defterini toptan kapatanlar olduğu gibi, gerçek cinselliği hamile kalmak korkusu olmadan, âdet dönemlerinin sıkıntılarını yaşamadan yeniden keşfettiğini ifade edenler var. Her şeye rağmen cinsellik ölene dek yaşamımızın bir parçası...

Cinsellik, beşikten mezara insan yaşamındaki en önemli unsurlardan biri! Psikanalizin babası Sigmund Freud, insan kişilik gelişiminin çocuklukta geçirdiği 3 ana dönemin (oral dönem, anal dönem ve fallik dönem) bir sentezi olduğunu iddia etmektedir. Freud'a göre insanın kişiliği bu dönemlerde yaşadıkları tecrübelerle (tatmin/tatminsizlik) şekillenmektedir. Freud'un bu teorisinin devamı, ileriki yaşlarda gerek erkek gerekse kadınlardaki davranışların karşı cinsi etkilemek ve elde etmek amacıyla şekillendiğidir.

Kadınları bilmem ama erkekler için bu teori çok doğru. Kadınları elde etmek ve elinde tutmak dürtüsü olmasa erkekler tıraş bile olmazlar. Bir Amerikalı komedyenin dediği gibi, kadınlar olmasa erkekler çok kısa sürede gerçek kişilikleri olan 'mağara adamlığına' dönerler. Kadınların güzel görünmek için süslenip püslenmeye merakları tartışılmaz ama bunu erkekler için mi yoksa diğer kadınlara nispet olsun diye mi yaptıklarından emin değilim!

Cinsel cazibeyi yaratan faktörler esasen üremek konusundaki 'ilkel' dürtülerimizden kaynaklanmaktadır. Kadınlarda sağlam bir fizik ve güzellik iyi genlerin, geniş kalçalar doğurganlığın ve iri memeler yavrulara iyi bakılabileceğinin bir işaretidir. Erkeklerde ise sağlam bir fizik, başarı (para) ve güç iyi genlerin ve yavrulara sahip çıkılabileceğinin işaretidir. Doğada erkek hayvanların dişilere ne kadar güçlü olduklarını değişik davranışlar ile sergiledikleri gibi, insanlar da para ve güç ile kadınları etkilemek isterler. Tarihte Truva savaşları gibi kadınlar uğruna başlatılmış savaşlar dahi vardır. Dürtüye bak!

Gelelim asıl konumuza...

Orta yaşlarda cinsellikte azalma olması kaçınılmaz. Burada iki farklı faktör söz konusudur.

Birincisi cinsel arzu (libido), ikincisi de cinsel güçtür (iktidar) ve orta yaşlarda maalesef her ikisi de azalır.

Cinsellikte azalmanın nedenleri

- Cinsel hormon düzeylerinde azalma,
- Üreme dürtüsünde azalma,
- Metabolizmada yavaşlama,
- Genel 'fitness' düzeyinde azalma,
- Sağlık sorunları,
- Eşler arasında sorunlu ilişkiler,
- Stres,
- Ruhsal nedenler (depresyon).

Erkeklerde cinsel sorunlar

- Cinsel isteklerde azalma,
- Eskiden normalde ereksiyona neden olan durumlarda ereksiyon sağlanamaması,
- Yeterli sertlikte ereksiyon sağlanamaması,

- Cinsel ilişki sırasında ereksiyon kaybı,
- Orgazma ulaşamama.

Kadınlarda cinsel sorunlar (çoğunlukla menopoz sonrası)

- Cinsel isteklerde azalma,
- Vajinal kuruluk,
- Ağrılı birleşme.

Kadınlarda cinsel sıkıntılar genellikle menopoz döneminde başlıyor. Menopozun erken dönemde getirdiği fiziksel ve ruhsal sıkıntıların yanı sıra ileriki dönemlerde östrojen hormonunun azalmasına bağlı olarak vajinal kuruluk ve bunun neden olduğu ağrılı cinsel temas cinsel hayatın önündeki en büyük engeldir. Bu dönem kadından kadına büyük değişiklikler gösterir. Kimi kadın bu dönemi çok ağır geçirirken, kimi nispeten rahat geçirir. Her durumda kişinin bir jinekolog kontrolünde olması ve gereken desteği alması gerekir.

Bu dönemin ve sonrasının cinsel açıdan rahat geçirilebilmesi için bazı opsiyonlarımız var

- Hormon tedavisi ile menopoz sıkıntılarının azaltılması,
- Vajinal östrojen kremleri ile vajina dokusunun desteklenmesi,
- Vajinal yumuşatıcı kremler,
- Vajinal uyarıcı aletler,
- Afrodizyak etkili yiyecekler, çiğ kuruyemişler, baharatlar ve kokular,
- Kadınlar için geliştirilmiş 'viagra muadili' bir ilaç henüz yok.

Orta yaşlarda cinsel aktivitenin azalması kaçınılmaz da, ne kadarı normal, ne kadarı anormal? Bu işin bir standardı yok. Ayda bir seks yapılıp iki taraf da bu durumdan memnun ise sorun yok. Haftada iki kez yapılıyor ve birisi memnun değil ise sorun var demektir. Eğer cinsel aktivite (azlığı) bir sorun olarak görülüyorsa öncelikle bir tıbbi sorunun olup olmadığı araştırılıp ekarte edilmeli.

Erkeklerde yapılacak testler bir hayli fazla ve karmaşık, zira daha önce değindiğimiz erektil disfonksiyon (ED) çok çeşitli tıbbi nedenlere bağlı olabilir.

Erektil disfonksiyona neden olabilecek durum ve hastalıklar

- **Şeker hastalığı:** Şeker hastalığı atardamarlarda hasara, daralmalara ve tıkanmalara neden olarak penis bölgesinin kanlanmasını bozabilir.
- **Tiroid hastalığı:** Tiroid hormonları metabolizma üzerine olan etkilerinin yanı sıra cinsel hormonların yapımında da rol oynar. Tiroid hormonlarının yetersizliği genel halsizliğin yanı sıra ED'ye de neden olur.
- **Cinsel hormonların (testosteron ve prolaktin) yetersizliği:** Doğrudan libido kaybı ve ED'ye neden olur.
- **Muhtelif hastalıklar!**

Somut hastalık durumlarının dışında cinsel yetersizliğe neden olabilecek durumlar

- **Obezite:** Obezite efor kapasitesini önemli ölçüde azaltır ve çabuk yorulmaya neden olur. Öte yandan obez olmanın verdiği güvensizlik duygusu da cinsel hayata darbe vurur. Seks sırasında zorlanan ve yeterli performans gösteremeyen kişilerde cinsel istekler de sönmeye başlar.
- **Genel formsuzluk:** Hareketsiz bir yaşam tarzı sürdüren kişilerde metabolizma ve enerji düzeyleri zamanla düşer.
- **Alkol:** Alkol çok insanda neşelenmeye ve libidoda artışa

neden olursa da performansa gelince iş değişiyor!

- **Stres:** Kronik stres cinsel yaşama ağır darbe vuran faktörlerden biridir. Sürekli stres altında olan kişilerin aklına gelen son şey sekstir.

Sağlıklı bir cinsel yaşam için öncelikle sağlıklı olmak gerekiyor. Cinsel performansınızda azalmanın ötesinde bir bozulma varsa, öncelikle yukarıda değindiğimiz hastalıkları ekarte etmek için kapsamlı bir check-up'tan geçmekte fayda vardır.

Check-up sonucunda somut bir hastalık durumu yoksa (İnşallah yoktur) yapılması gereken, genel sağlık düzeyimizi artıracak sağlıklı bir yaşam tarzı benimsemektir!

- Sağlıklı bir kiloya ulaşın.
- Günde en az 30 dakika spor yapın.
- Stresinizi kontrol altında tutun.
- Sağlıklı beslenin.

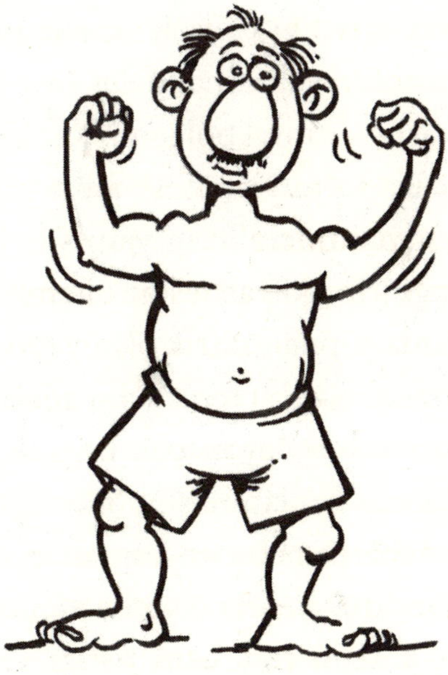

Libidoyu ve cinsel gücü artıran gıdalar (afrodiziyaklar!)

Sağlıklı beslenmenin ötesinde insan metabolizmasında cinsel hormonların yapımında rol oynayan, cinsel bölgelerin kanlanmasını artıran ve beyinde cinsel uyarılara neden olan birçok gıda tanımlanmıştır.

Şu gıdaların afrodiziyak etkileri hem erkekler hem de kadınlar için geçerlidir

- **Çikolata (%70 kakao içeren):** Yüksek oranda anti-oksidanlar içeren 'bitter' çikolata aynı zamanda beyinden endorfin (mutluluk hormonu) salgılanmasına neden olan 'metilksantin' ve 'feniletilamin' maddeleri içerir.
- **Bal:** Balayı (honeymoon) lafı nerden geliyor sanıyorsunuz!
- **İstiridye:** Afrodiziyakların kralı. Testosteron hormonu yapımı için elzem olan 'çinko' elementinden zengindir. İstiridye aynı zamanda beyinde cinsel heyecan ve mutluluğa neden olan bir 'dopamin' kaynağıdır.
- **Nar:** Havva'nın Âdem'e ikram ettiği 'yasak meyve' elma değil nardı! Nar, içerdiği yüksek oranda polifenolik anti-oksidanlar ve fitokimyasal maddeler sayesinde kan dolaşımını hızlandırır ve cinsel bölgenin kanlanmasını artırır.
- **Kırmızı pancar:** İçerdiği antosiyanin grubu anti-oksidanlar, vitamin ve minerallerin yanı sıra besinsel nitratlardan çok zengindir. Nitratlar kana karıştıktan sonra damar duvarlarında yapılan nitrik oksite (NO) dönüşür. Bu madde damarların sağlıklı fonksiyon göstermesini ve kan akımının artmasını sağlayan çok önemli bir maddedir. NO cinsel bölgenin kanlanmasını önemli ölçüde artırır.
- **Acı biber:** Acı biberde bulunan 'capsaicin' maddesi, metabolizmayı hızlandırır, cinsel bölgenin kanlanmasını artırır.
- **Badem, ceviz, antepfıstığı, çam fıstığı ve fındık:** Genel

sağlığımız için faydalı omega-3 yağ asitleri dışında cinsel sağlığımız için gerekli B ve E vitaminleri, selenyum, çinko ve manganez içerirler. 'Günde bir avuç iyi gelir...' diyorlardı ya!

- **Hanımlara özel bitkisel östrojen içeren ürünler (keten-tohumu, organik soya vb):** Fitoöstrojenler denilen östrojen benzeri maddeler içerir. Östrojen ve benzeri maddeler vajina dokusunun sağlıklı, yumuşak ve ıslak kalmasını sağlar. Ancak ailesinde veya kendinde meme kanseri hikâyesi olan kişilerin kullanması sakıncalı olabilir.

Viagra, cialis ve benzeri ilaçlar

Bu grup ilaçlar penis damarlarında nitrik oksit (NO) yapımına neden olur. NO da penis damarlarında genişlemeye neden olarak penis kan akımını artırır, ereksiyonu güçlendirir.

Bu ilaçların önemli olabilecek yan etkileri de olduğundan, mutlaka bir hekime danışılarak kullanılması gereklidir.

Cinsellik beyinde başlayan çok karmaşık bir hormonal ve biyokimyasal reaksiyonlar zinciridir. Erkek ve dişinin karşılıklı olarak ve çoğunlukla bilinçaltı verdiği sinyaller (bakışlar, hareketler, beden dili, 'fermon' kokusu salgılanması gibi) karşı taraf tarafından algılanır ve beyinde cinselliği tetikler.

Eğlenceli ve heyecan veren aktiviteler de beyinde aynen cinsel uyarı gibi 'dopamin' hormonunun salgılanmasına neden olur. Bu durum da beyinde cinselliği çağrıştırır. Bu nedenle çiftlerin birlikte eğlenceli ve heyecanlı aktivitelerde bulunmaları cinsel uyarılmaya neden olur.

Cinselliği tetikleyen aktiviteler

Gençlik yıllarında seks yapmak için çok fazla teşvike gerek yoktur. Genellikle vakitli vakitsiz, paldır küldür yapılır, sonra bir daha yapılır. Orta yaşlara gelindiğinde biraz teşvik gerekebilir. Beyinde mutluluk hormonları (endorfinler, dopamin) salgılanmasına neden olan aktiviteler cinselliğe ortam hazırlar.

- Birlikte gülmek,
- Birlikte spor yapmak,
- Birlikte yemek yemek,
- Birlikte aromaterapi yapmak (uyarıcı doğal kokuları yatak odasından eksik etmemek, birbirine masaj yapmak),
- Birlikte heyecanlı film izlemek,
- Birlikte erotik film izlemek,
- Birlikte müzik dinlemek,
- Birlikte dans etmek...

Hayırlı işler!

Beşinci Bölüm:

GENÇ KALMAK (ANTİ-AGİNG)

İnsanoğlu ölümlülüğünü fark ettikten sonra yaşlanmaktan ve ölümden hep korkmuştur. Tarih boyunca tüm dünya kültürlerinin folklorlarında, destanlarında ebedi gençlik ve ölümsüzlük temaları işlenmiştir. En eski yazılı destanlardan kabul edilen Sümer *Gılgamış Destanı*'nda, Kral Gılgamış'ın, yakın dostu Enkidu'nun ölümü üzerine giriştiği 'ölümsüzlük' arayışları anlatılmaktadır. Benzer hikâyeler ve 'ab-ı hayat' kavramı Hint ve Arap kültürlerinde de vardır.

Tarihçi Herodot, yazılarında Etiyopya'da gençlik ve uzun ömür sağlayan bir 'pınar'dan bahsetmektedir. Büyük İskender'in de bu pınarı aradığı bilinmektedir. Bu arayışlar yakın tarihte de sürmüştür. Kristof Kolomb'un yol arkadaşlarından Juan Ponce de Leon'un 'gençlik pınarı' arayışları 1513 yılında Florida'yı keşfi ile sonuçlanmıştır. 7 yıl sonra öldüğüne göre, besbelli bulamamış 'pınarı' garibim!

Oscar Wilde'in tek romanı olan *The Picture of Dorian Gray*'de (*Dorian Gray'in Portresi*) Londra sosyetesinden genç ve yakışıklı (narsist) Dorian Gray'in yaşlanmamak için şeytanla anlaşma yapması anlatılmaktadır. Anlaşmaya göre, Dorian hep genç ve yakışıklı kalacak, ancak portresi yaşlanacaktır! Bir trajedi ile sonuçlanan bu hikâye gençlik ve güzellik için ödemeye hazır olduğumuz bedelleri temsil etmektedir.

Günümüzde artık ölümsüzlüğe inanan kimse kalmamıştır herhalde ama kadın-erkek tüm insanların genç ve güzel kalmak, sağlıklı ve uzun bir hayat yaşamak konusunda arzuları (ve bazen takıntıları) devam etmektedir. Gençlik, güzellik ve sağlık merakı dünyada multi milyar dolarlık bir sanayi oluşturmuştur. Anti-aging kapsamında kozmetik, cilt bakımı, diyet programları, spor programları, gıda ve beslenme destekleri, vitaminler gibi ürünler ABD'de yıllık 50 milyar dolar, dünya çapında 200 milyar dolar civarında ciro yapmaktadır.

Neden yaşlanıyoruz?

Yaşlanma ve ölüm korkusu ister istemez 'Neden yaşlanıyoruz?' sorusunu akıllara getirmiştir. Bilim dünyası asırlardır bu esrarı çözmeye çalışmış ve bu çalışmalar bugün de anti-aging adı altında birçok etik tartışmaya karşın sürmektedir.

Yaşlanma ile ilgili yapılan araştırmaların büyük çoğunluğu genetiğimize işaret ediyor. Yani canlıların yaşam süreleri DNA'larında programlanmış görünüyor. İnsanlar ortalama 70-80 yıl yaşarken, genetikleri insana şaşırtıcı derecede benzeyen domuzların ortalama doğal yaşam süreleri 20-25 yıl. Serçeler 2-3 yıl yaşarken, bazı papağan türleri 60 yıl kadar yaşayabiliyor.

Bir teoriye göre canlılar arasındaki yaşam süreleri farkı bu canlıların evrimleri ve üreme farklılıklarından kaynaklanmaktadır. Bu teori, canlıların tek yaşam amacının türlerinin devamlılığını sağlamak olduğunu, bunu başardıklarında da misyonlarının tamamlandığını savunuyor. Canlıların cinsel olgunluğa ulaşma süreleri, kaç yavru yapabildikleri ve bu yavruları olgunluğa ulaştırabilme sürelerinin yaşam sürelerinin belirlenmesinde rol oynadığı sanılmaktadır. Örneğin, 15-16 yaşında cinsel olgunluğa ulaşmaya başlayan ve ömrü boyunca en fazla 10 çocuk yapabilen insanlar ortalama 70-80 yıl yaşarken, 1 yaşında cinsel olgunluğa ulaşan ve yılda 5-10 yavru yapabilen kedi/köpekler en fazla 12 yıl yaşamaktadırlar. Bu teoriye uygun bir başka ekstrem örnek, somon balıkları ve bazı ahtapot türlerinin çiftleşip binlerce yumurta bıraktıktan sonra hemen ölmeleridir.

Bu teoriye paralel (Hayflick Limit Teorisi), canlılardaki hücrelerin sadece sınırlı bir sayıda bölünme ve kendini yenileme kapasitesine sahip olduğunu ve bu potansiyelini tamamladıktan sonra yaşlanmanın başladığını savunuyor. Hayflick'e göre, yaşam boyunca 50 defa bölünebilen hücrelerin ömrünü metabolizma hızı da etkileyebiliyor. Yüksek kalorili gıdalarla beslenen hücrelerin daha hızlı bölündüğü ve ömürlerini daha hızlı tükettikleri gösterilmiştir. Hayflick, günümüzden yıllarca önce, ileride göreceğimiz genetik 'telomer' prensibini farkında olmadan anlatmış!

Hücre yaşlanmasını izah etmeye çalışan bir teori de 'serbest radikal yıpranma' teorisidir. Bu teori, sürekli olarak maruz kaldığımız dâhili ve harici serbest radikal moleküllerin (oksidanlar) hücrelerimiz üzerine birikici yıpratıcı etkilerinin yaşlanmaya neden olduğunu ileri sürmektedir. Bu olayı, demirin dış etkenler ile yavaş yavaş paslanmasına benzetebiliriz. Gerek kendi metabolizmamızın bir yan ürünü olarak ortaya çıkan, gerekse de dışarıdan maruz kaldığımız sigara dumanı, hava ve su kirliliğine yol açan kimyasal maddeler, alkol, toksinler ve zararlı ışınlar gibi oksidanların hücre DNA'sına zarar vererek yaşlanmaya neden olduğu düşünülmektedir.

Son yıllarda yaşlanma üzerine yapılan bilimsel araştırmalar hücre DNA'sına odaklanmıştır. Hücrelerimizde bulunan kromozomların ucunda yer alan 'telomer' isimli yapıların her hücre bölünmesinden sonra kısaldığı ve her bölünmeden sonra daha da kısalan telomerlerin bir sonraki bölünmede hatalı hücrelerin ortaya çıkmasına neden olduğu gösterilmiştir. Zamanla hatalı hücrelerin artması yaşlanmaya ve kronik hastalıklara (kanser, diyabet, romatizma vb) yol açmaktadır. Anti-aging araştırmaları, yaşlanan ve kısalan telomerlerin tedavi edilmesine yönelik yöntemler geliştirmek için çaba sarf etmektedir. 'Telomerase' enzimi telomerlerin kısalmasını engelleyen ve tamir eden bir enzim olup araştırmalar bu enzimin düzeyini artırmaya yönelik yöntemler bulmaya odaklanmıştır. Pratik açıdan önemli olan bir konu, sigara ve alkol gibi kötü yaşam tarzlarının telomer kısalmasını hızlandırdığı ve anti-oksidanlardan zengin bir beslenmenin telomer sağlığını koruduğudur.

Blackburn, Greider ve Szostak isimli bilim insanları telomerler üzerine yaptıkları çalışmalar ve buluşları nedeniyle 2009 yılı Nobel Tıp Ödülü'ne layık görülmüşlerdir.

Orta yaşı 'yaşlanma belirtilerinin belirginleşmeye başladığı yıllar' olarak tanımlayabiliriz. Bu yıllarda hepimiz kendimizdeki değişikliklerin farkında olmaya başlıyoruz. Eski enerjimiz yok artık, seks eskisi gibi fırtınalı değil, kilo almaya başlıyoruz, saçlar dökülmeye başlıyor, yüzümüzdeki kırışıklıklar ve sarkmalar bize her gün yaşlandığımızı hatırlatıyor. Evet, yaşlanmak kaçınılmaz, ama bu süreci yavaşlatmak, bedenimizi diri ve dinç, görüntümüzü sağlıklı ve genç tutmak ve yaşam kalitemizi artırmak elimizde.

Genç kalmak, genç görünmek derken 'içeriden dışarıya' gençleşmeyi kastediyorum, 'dışarıdan içeriye' değil! Bir 'botox' uygulaması veya estetik cerrahi işlemi ile yüzünüze genç bir görünüm verebilirsiniz ama gençleşmezsiniz. Bir zayıflama rejimi ile 10-15 kilo verebilirsiniz ama 'fit' olmayabilirsiniz. Önerdiğim yöntemler her şeyden önce sağlığımızı en üst düzeye çekmeyi hedeflemektedir. Sağlık ile birlikte gençlik ve güzellik doğal olarak takip eder!

Hemen belirtelim, bunun basit bir formülü yok. Bu uzun ve zahmetli bir yolculuk... Yaşam biçiminizde dramatik değişiklikler yapmanız gerekecek ama sonuçları ömrünüze en az 10-15 'kaliteli' yıl ilave edecektir.

Bugün sağlığına zaman ayırmayanlar ileride o zamanı hastalıklarına ayıracaklardır...

Ülkemizde ortalama yaşam süresi (ömür) erkeklerde 71, kadınlarda 76 civarındadır, ancak yaşam süresinden de daha önemli olan yaşam kalitesidir (quality of life). Modern tıp bugün ilaçlar, ameliyatlar ve değişik yöntemlerle hayatı uzatabilmektedir ama bunun her zaman kaliteli bir yaşam olduğu söylenemez. Avuç avuç ilaçlara, ameliyatlara rağmen ağrılar ve sıkıntılar içinde geçen bir yaşamı kim ister?

Sayamayacağım kadar çeşitli hastalıkları olan ve günü alacağı ilaçları unutmamaya çalışmakla geçen bir yakınımız yaşlı teyzeye bir gün "Nasılsın teyze?" diye sorduğumda aldığım cevap, "Nefes alıp veriyoruz oğlum, ölemiyorum ki" oldu. Allah kimseyi o duruma düşürmesin!

Uzun ve sağlıklı yaşamın mümkün olduğu teorik olarak değil, yaşanmakta olan canlı örnekleriyle gözler önündedir. Uzun ve sağlıklı bir yaşam süren toplumlar bilinmektedir. Bu insanların gençlik sırları aslında o kadar da gizli sırlar değil.

Blue zones

Dan Buettner tarafından yazılan ve *New York Times* en çok okunanlar listesine giren *The Blue Zones* isimli, 2008 tarihli kitap dünyada en uzun yaşayan toplumların bir analizini yapıyor. 'Blue zone', tanım olarak ortalama yaşam süresi 90 ve üzerinde olan bölgeleri ve toplumları ifade ediyor.

İlk etapta kitaba konu olan 4 bölge tespit edilmiş

- Sardunya Adası, Barbagia Bölgesi
- Okinawa Adası
- Loma Linda, California
- Costa Rica

National Geographic sponsorluğunda geniş bir bilimsel heyet tarafından yapılan araştırmalar bu bölgelerde yaşayan toplumların yaşam tarzlarını belgelemeyi, bu yaşam tarzının insan sağlığına ve ömür beklentilerine etkilerini anlamayı ve bu yaşam tarzlarının ortak yönlerini bulmayı hedeflemiştir.

Kitap yayımlandıktan sonra keşfedilen ve geniş araştırmaya konu olan bir başka blue zone, ülkemizin burnunun dibinde bulunan bir Ege adası 'Ikaria'dır. Bu ada zeytin ve badem ağaçları ile kaplı tipik bir 'Ege' coğrafyası. Ikaria'da ortalama yaşam süresi 91 ve 100 yaşını aşmış kişi sayısı dünya ortalamasının 3 katı olarak bulunmuştur. Adada kalp-damar hastalıkları dünya ortalamasının yarısı kadar ve kanser nerdeyse bilinmiyor!

Ikaria'da yapılan 15 aylık araştırmaların sonucunda bu bölgede yaşayan insanların sağlığına ve uzun ömürlerine yansıyan yaşam tarzı özellikleri şu şekilde özetlenmiştir:

- Akdeniz tarzı beslenme,
- Bol miktarda taze yabani yeşilliklerin tüketimi,
- Bol miktarda bitkisel çayların tüketimi,
- Keçi sütü (keçi peyniri, keçi yoğurdu),
- Gün ortasında uyku,
- Günlük doğal egzersiz,
- Aile ve toplum dayanışması,
- Düşük stres.

Belgelenmiş olmamakla birlikte ülkemizde de blue zone'lar olduğunu biliyorum. Ülkemizin başta Ege ve Karadeniz kırsalında en temiz haliyle sağlıklı bir yaşam süren insanlar çok. Binlerce insan doktor yüzü görmeden ve ömrü boyunca tek bir ilaç almadan 80'li, 90'lı yaşlarına 'koçan' gibi giriyorlar.

Yıllar önce Edremit körfezi civarında tatil yaparken, konuya merakımı bilen bir dostum beni o bölgedeki bir köye götürdü (Çamlıbel Köyü). Köyde ilgi çeken nokta, mezarlığıydı! Mezar taşlarına baktığımızda, 80 yaş altında ölen yok gibiydi. Genellikle 80-90 küsur ve arada birçok 100 yaşını aşmış mevtadan oluşuyordu mezarlık nüfusu.

Akşam, konuyu köyde ufak bir butik oteli olan sanatçı (ve o bölgenin çocuğu) rahmetli Tuncel Kurtiz ile konuştuk. "İnsan niye ölsün ki burada" diye başladı söze Tuncel Usta. (Hocam adamcağız iki sene önce rahmetli oldu!) Sonra o bölgedeki havanın temizliğini, zeytinyağının kalitesini, meyve ve sebzenin bolluğunu ve doğallığını, yöresel yabani otlarla yapılan zeytinyağlı yemekleri ve salataları, balık çeşitliliğini ballandıra ballandıra anlattı bize. Tabii, stres de yok. Yöre halkı 'anti-aging' konusunu çoktan çözmüş!

Zaro Ağa

Dünyanın en uzun yaşayan insanı bu toprakların evladı olan Kürt asıllı hamal Zaro Ağa'dır. 1777 yılında Bitlis'in Mutki ilçesinde doğan Zaro Ağa, 1934 yılında İstanbul'da, 157 yaşında ölmüştür. Yaşamı sırasında 10 padişah ve 1 cumhurbaşkanı gören Zaro'nun onlarca çocuğu, yüzlerce torunu olduğu ve son çocuğu doğduğunda 90 yaşında olduğu söylenir... 100 yıl kadar hamallık yapan Zaro, zamanında dünya çapında ün salmıştır. İngiltere, Fransa, İtalya ve Amerika'ya davet edilen Zaro Ağa'nın ölümü *New York Times* gazetesine haber olmuş, cenazesi bilim adamları tarafından incelenmek üzere Amerika'ya gönderilmiştir. **Yaşamı konusunda gerçekliği tartışılabilecek birçok hikâye olan Zaro Ağa'nın uzun yaşama sırrı sorulduğunda, hamallık yapmaktan yaşlanmaya fırsat bulamadığını, sağlığını da yoğurt ve kimyonlu bulgur pilavına borçlu olduğunu söylediği rivayet edilir.**

Tabii, Zaro Ağa bir istisna ama doğru şartlar oluştuğunda insanın 100 yaşının çok üstünde bir yaşam potansiyeline sahip olduğunun da kanıtı. Modern tıbbın olmadığı, sağlıklı yaşam diye bir kavramın dahi olmadığı ama her şeyin de doğal olduğu bir çağda Zaro Ağa bir şeyleri doğru yapmış besbelli. Benim hemen dikkatimi çeken noktalar, fiziksel olarak hep aktif olması ve yediği yoğurt ile bulgurun bugün birer süper gıda olarak kabul edilmesi!

Blue zones'tan aktarılan tecrübeler ve elde edilen bilgiler tek başına anti-aging konusunu özetliyor.

Bundan sonraki bölümlerde genç kalmanın, ve uzun ve sağlıklı yaşamanın sırlarını irdeleyeceğiz.

Altıncı Bölüm:

GENÇ KALMANIN 10 SIRRI

1. Genç Kalmayı İsteyin

Genç kalmak için öncelikle genç kalmayı istemek (hem de canı gönülden istemek) gerekiyor. Gençlik, bir yaş dönemi değildir. Gençlik, bir düşünce yapısıdır, bir bakış açısıdır, yaşama heyecanı ve sevincidir, bir yaşam biçimidir. Hepimiz gençlik günlerimizi çok iyi hatırladığımızı sanırız ama aslında sadece bazı anıları hatırlarız. Hangimiz 30 sene önce düşündüklerimizi, hissettiklerimizi hatırlıyor acaba? Düşünecek olursanız, gençliğimizde her güne bir heyecanla başlardık, yeni bir aşkın heyecanı, eğlenceli bir tatilin heyecanı, tatil öncesi alışveriş heyecanı, akşamki partinin heyecanı, yeni bir motosiklet veya araba almanın hayali ve heyecanı, yeni bir iş veya proje heyecanı, yurtdışına gitme heyecanı... O zamanlardaki mutluluğumuzu yaratan şeyler bu şekilde odaklandığımız heyecanlardı!

Gençliğimizde yaşadığımız heyecanları yaşamak, yaptıklarımızı yapmak pek mümkün değil, zaten yapmaya kalksak çoğu zaman komik duruma düşeriz! (Bu konuda yazmak için birçok örnek aklıma geldi ama ne yazsam çevremdeki birilerini kıracağım için yazmıyorum!) Zaten önerdiğimiz, gençliğimizde yaşadıklarımızı yapmak değil, gençliğimizdeki heyecanı yaşamak. Yani yeni heyecanlar bulmak, yaşımıza uygun, bizi hayata bağlayacak yeni heyecanlar bulmak ve yaşamak. Yani hayatımıza bir 'amaç', bir 'fonksiyon' katmak.

Blue Zones ekibinin Ikaria Adası'nda konuştuğu, hayatının büyük kısmını arıcılık yaparak geçirmiş 94 yaşında bir 'genç'le yaptığı söyleşide, "Niye hâlâ bu işi yapıyorsun?" sorusuna adam gülümseyerek, "Arıların bana ihtiyacı var, insanların da bu bala ihtiyacı var" diye cevap veriyor. Adam hayatta kendine bir rol belirlemiş ve hâlâ, usanmak bir yana, büyük bir heyecanla görevini yapıyor ve çok mutlu. Tabii arıcılık ekstrem bir örnek ve kimseye arıcılık yapın diye bir önerimiz yok. **Buradaki ana fikir, insanın hayatının her döneminde ona heyecan ve mutluluk veren bir uğraşısının olması gereğidir.**

Hayaller bittiği zaman yaşam da biter!

Yoğun geçen bir iş hayatından sonra emekli olan birçok insanın, emekli olduktan kısa bir süre sonra vakitsiz olarak öldüğü sıklıkla görülmektedir. İnsanın bir amacının, bir hedefinin kalmaması genellikle 'depresyon' ile sonuçlanır. Depresyon kelimesini burada sıklıkla kullanılan 'ucuzlatılmış' anlamıyla değil, tıbbi bir teşhis olarak 'klinik depresyon' anlamında kullanıyorum. Depresyonun başta kalp hastalıkları olmak üzere birçok hastalıkta ölümcül bir risk faktörü olduğu bilimsel olarak gösterilmiştir. Depresyon, stres hormonlarının sürekli salgılanmasına ve bağışıklık sisteminin çökmesine neden olur. Bu da başta kalp hastalıkları ve kanser olmak üzere birçok kronik hastalığa zemin hazırlar.

Genç gibi düşünün!

Çevremizdeki gençlerden alacağımız çok ders var. Onlara bir dikkatle bakın, dikkatle dinleyin. Hepsinin gelecekle ilgili hayalleri var. Düşünecek olursanız, bu hayallerin birçoğu veya benzerleri sizin zamanında düşündüklerinizden farklı değil. Siz o hayallerin ne kadarını gerçekleştirdiniz? Peki, gerçekleştiremediklerinizi şimdi yapmak için ne engel var önünüzde?

Bir dostum, 52 yaşında antika radyo toplamaya başladı,

hani şu çocukluğumuzda 'radyo tiyatrosu' ve 'arkası yarın' dinlediğimiz o kocaman, ampullü, sedef düğmeli, mobilyalı radyolar vardı ya, işte onlar! Dostum radyoları toplamakla kalmıyor, onların teknoloji tarihi konusunda da ciddi 'eksper' oldu. Radyo konusu açıldığında da çocuk gibi heyecanlanıyor. Mutluluğunu görmeniz lazım!

Bir başka hanım arkadaşım 50'sinden sonra (zamanın meşhur aktrislerinden Gina Lollobrigida gibi) fotoğrafçılığa başladı. Fotoğraf merakı hobiye, hobisi tutkuya ve sanata dönüştü. Halen aktif olarak mesleğini yapan arkadaşımın her boş ânı fotoğrafları ile doluyor. Makro lensle çektiği çiçek ve böcek resimleri inanılır gibi değil!

Hayallerinizi gerçekleştirmek için ne engel var önünüzde?

Piyano çalmak, yeni bir dil öğrenmek, fotoğraf sanatını öğrenmek, koleksiyon yapmak, aile tarihini araştırmak, kitap yazmak, seyahat etmek, resim yapmak, heykel yapmak, yeni bir iş kurmak, bahçede gül yetiştirmek, evde orkide yetiştirmek, paraşütle atlamak, dans öğrenmek, pastacılık öğrenmek vb için ne engel var önünüzde?

> Bir dostum, insan hayatına yeni bir anlam katan bu tür girişimlere 'ikinci perde' diyor... Hadi ikinci perdeyi açın artık!

İnternette dolaşan 'özlü sözler' ve romantizmden, insanın içini bayan şiirlerden ve yazılardan hiç hoşlanmam. Bu kitabı yazdığım sırada bunlara bir istisna çıktı ki karşıma, 'cuk oturdu' ve buraya aktarmadan edemeyeceğim, çünkü yazdıklarımı özetliyor...

W.E. Gladstone & S. Ullman şiirlerinden

Yaşlandıkça Gençleşebilmek

Gençlik bir hayat devresi değil, bir ruh halidir
Yıllar cildi buruşturabilir, ancak heyecanların bitişiyle
ruh buruşur
İnsan kendine olan güveni kadar genç
Kuşkusu kadar yaşlı
Cesareti kadar genç
Korkuları kadar yaşlı
Umudu kadar genç
Bezginliği kadar yaşlıdır.
Hiç kimse fazla yaşamış olmakla yaşlanmaz
İnsanları yaşlandıran, ideallerinin bitmesidir
Kalbi sevdikçe, neşe duydukça, güzellikleri fark ettikçe,
beyni yeni şeyler keşfettikçe, herkes gençtir
İnsanlar yaşadıkça yaşlandıklarını sanırlar
Halbuki yaşamadıkça yaşlanırlar
İnsan, yaşlı olmaya karar verdiği gün yaşlanır.

2. Aile ve Toplumsal Dayanışma

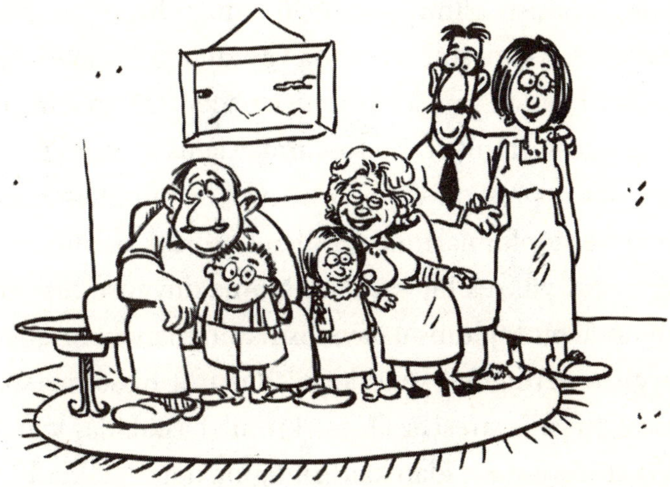

İnsanlar sosyal yaratıklardır ve ilkel çağlardan bu yana hep bir dayanışma arayışı içinde olmuşlardır. İlkel insanlar, aileler ve kabileler şeklinde örgütlenirken karınlarını doyurmayı ve can güvenliklerini sağlamayı amaçlamışlardır.

Günümüzde insanlar giderek yalnızlaşmaktadır. Eski geniş aileler yerini 'çekirdek ailelere' bırakmakta, bu aileler de çocukların evi terk etmesiyle iyice güdükleşmektedir. Boşanmalar olayı daha da vahim hale getirmektedir. Giderek modernleşen dünyada insanlar bir o kadar yalnızlaşmaktadır.

Yalnızlık Allah'a mahsustur!

İnsan insana muhtaçtır. Günümüzde insanlar artık güvenlik veya karın doyurmak için birlikte olmuyor ama bu durum insanların birlikte olma ihtiyacını da ortadan kaldırmış değil. Aksine, günümüzde hayat şartlarının giderek zorlaştığı ve acımasızlaştığı, rekabetin arttığı bir ortamda aile dayanışması daha da önem kazanmıştır.

En uzun yaşayan sağlıklı toplumların incelendiği 'Blue Zones' araştırmasının en önemli sonuçlarından biri, bu toplumlarda aile ve toplum dayanışmasının çok güçlü olduğudur. Türk kültüründe de var olan, 3-4 neslin bir arada yaşadığı 'geniş aile' yapısının hem yaşlılar hem de gençlerin ruh ve beden sağlığı için çok faydalı olduğu gösterilmiştir. Bu toplumlarda uzun ve sağlıklı yaşamın yanı sıra 'depresyon' diye bir maraza da bilinmemektedir!

Blue Zones toplumlarında görülen bir ortak özellik de inançtır. Dini inanç, yüksek bir varlığa sığınma duygusunun yanı sıra aynı zamanda bir toplumsal dayanışmadır. İnancın insanlara güven duygusu verdiğine, kendilerini huzurlu hissetmelerine yol açtığına ve bu yolla stresi azaltarak kronik hastalıklar için önemli bir risk faktörünün ortadan kaldırıldığına inanılmaktadır.

The Blue Zones kitabına konu olan bölgelerden biri de ABD'nin California eyaletinde bulunan 'Loma Linda' şehridir. Bu şehir '7th Day Adventists' isimli bir tarikatın mensuplarının yoğunlaştığı bir bölge. Bu tarikat, insanların doğdukları gibi 'tertemiz' yaşamalarını öngören bir felsefeye sahip! İnsanlar içki ve sigara gibi zehirlerden uzak duruyor, gösteriş ve aşırılıklardan sakınıyor, doğal gıdalarla besleniyor ve en önemlisi, günlük olarak dini toplantılarda buluşuyorlar. Dini inanç ve toplumsal dayanışmanın insanlarda güven duygusuna neden olduğu ve stres düzeyini azalttığı düşünülmektedir.

Özellikle orta yaşlarda insanların aile, dostluk, toplumsal dayanışma ve bir şeye ait olma (aidiyet) ihtiyacı artmaktadır. Bu yaşlarda ilişkilerin gözden geçirilmesi, onarılması ve güçlendirilmesi ilerideki mutluluğun temellerini atacaktır.

3. Gülün

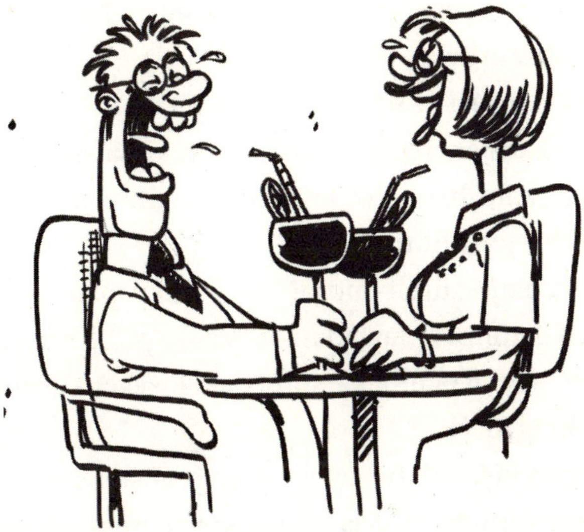

Gülmek, belki bu kitapta yazdığım her şeyden daha önemli bir sağlık ve gençlik iksiridir. Gülmek, Allah'ın sadece insanlara verdiği bir hediyedir. Bebekler ilk aylarından itibaren önce gülümsemeye sonra da gülmeye başlarlar. Gülmek bir mutluluk ifadesi olduğu gibi, bir mutluluk kaynağıdır ve insanların sosyal ilişkilerinde vazgeçilmez bir duygudur.

Gülmek en iyi ilaçtır

Son yıllarda gülme üzerine yapılan bilimsel çalışmalar bu olgunun faydalarını somut olarak ortaya koymaktadır. Gülmek, insanda çok belirgin fizyolojik değişikliklere neden olur. Bu değişikliklerin hepsi de beden ve ruhsal sağlığımız üzerine olumlu etkilerdir.

Gülmenin etkileri

- Gülmek, beyinden 'endorfin' (mutluluk hormonu) salgılanmasına neden olur. Ruhsal olarak bir 'iyilik' hali yaratır.
- Gülmek, stresi azaltarak hipertansiyon ve kalp hastalıklarından koruma sağlar. Kaslarda genel bir gevşeme sağlar.
- Gülmek, bağışıklık sistemini güçlendirir, hastalıklara karşı direnç oluşturur.
- Gülmek ağrıları azaltır.
- Solunum kaslarını çalıştırır, oksijen kullanımını artırır.
- Gülmek, kalp hızını ve kan dolaşımını artırır, yüzünüze sağlıklı bir görünüm verir.
- Gülmek, uzun süreli 'moral' takviyesi yapar.
- 10 dakika gülmek, fazladan 50 kalori yakılmasını sağlar.
- Gülmek, sosyal olarak karşımızdaki kişi veya grupla yakınlaşmayı sağlar.
- Gülmenin kişiyi daha çekici yaptığı gösterilmiştir.
- Gülmek, insanın olaylara bakış açısını değiştirir, kişiyi daha rahat ve daha iyimser olmaya sevk eder.
- Gülmek, eşler arasında yakınlaşmayı sağlar, cinsel hayatı renklendirir.

Birlikte gülmek, tek başına gülmekten daha iyidir!

Gülmek, kişiler arasındaki gerginlikleri, kırgınlıkları ve anlaşmazlıkları azaltır. İlişkileri güçlendirir. Evliliklerde birlikte gülmek ve bir şeyler paylaşmak, evlilik danışmanı psikologların en çok üzerinde durdukları konulardandır. Eşlerin birlikte gülme ve eğlenmelerinin ilişkileri sıcak tutmakta ve bozulmuş ilişkileri düzeltmekte en önemli unsurlardan olduğu kabul edilmektedir.

Gülmenin faydalarını gösteren en çarpıcı örneklerden biri, ABD'de yapılan bazı çalışmalar ve uygulamalar ile ortaya çıkmıştır. Hastanelerde yatan kronik ağrılı hastalara (kanser hastaları, ağrılı ortopedik hastalıklar ve diğer ağrılı müzmin hastalıklar) komik film ve stand-up komedi programları seyrettirme ve diğer eğlenceli aktivitelerden oluşan 'gülme terapisi'nin iyi geldiği, ağrılarında azalma sağladığı, ağrı kesici ilaç ihtiyacını azalttığı, uykularını ve genel olarak morallerini düzelttiği gösterilmiştir.

Gülme ile ilgili yapılan bilimsel araştırmaların en çarpıcı olanlarından biri, komedi filmi izleyen kişilerin kanlarında bağışıklık sisteminin bir göstergesi olan tümör düşmanı katil hücrelerinin (natural killer cells) sayısında ve etkinliğinde artış tespit edilmesidir.

1998 yılında, başrolünde Robin Williams'ın oynadığı 'Patch Adams' filminde ölümcül hastalara komiklik yaparak yaklaşan şefkatli bir doktorun hikâyesi anlatılmaktadır. Gerçek bir yaşam öyküsünden esinlenen bu filmde Dr. Patch Adams hastalıkların değil, hastaların tedavi edilmesi gerektiğini savunmakta, mizah ile hastaların tedavilerinin daha etkili olduğunu göstermektedir.

Uzun yaşayan insanlar üzerinde yapılan gözlemler, bu kişilerin hayata pozitif bakan, rahat ve neşeli insanlar olduğunu göstermiştir.

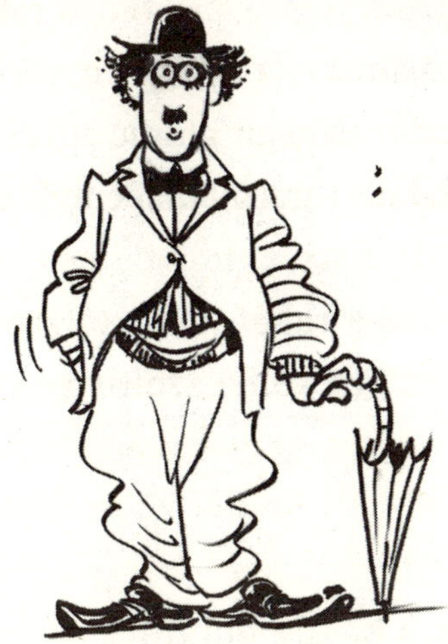

Peki, anladık, gülmek faydalı bir şey. İyi de, insan öyle durup dururken yerli yersiz gülemez ki!

Doğru!

Gülmek bir ruh halini yansıtır. Bizim de yapmamız gereken o pozitif ruh halini, o iyimser bakış açısını yakalamaktır. Gülmek, bu ruh halinin bir yansımasıdır.

Nasıl yapalım? Kolay!

- Neşeli insanlarla birlikte olun.
- Çocuklarla oynayın.
- Evcil hayvanlarla oynayın.
- Bir komedi filmine gidin.
- Mizah ve karikatür dergileri okuyun.
- Mini golf, bowling, karaoke gibi eğlenceli faaliyetlere katılın.
- Kendinizle dalga geçin!
- Fıkra öğrenin, dinleyin, anlatın.
- Hayatınızda size mutluluk veren unsurları hatırlayın ve şükredin.
- Gülmeseniz de gülümseyin.

Son yıllarda 'kahkaha yogası', psikolojik rahatlama, nefes açma ve verimliliği artırma amacıyla uygulanmaya başlanmıştır. Gruplar halinde 1 saat kadar yapılan gülme egzersizleri kişilerde gün boyu süren bir iyilik hali yaratmakta, enerji düzeyinde artış sağlamaktadır.

Gülmek, hayata daha rahat, daha tahammüllü ve daha sakin bakmanızı sağlar. Stresinizi azaltır ve genelde daha mutlu olmanızı sağlar.

Değmez mi?

Hadi gülün, bağıra bağıra gülün!

4. Müzik Dinleyin

Müzik güzeldir, iyidir, hoştur da genç kalmakla ne ilgisi var? Müsaade buyurun anlatayım...

Müzik ile tanışmamız anne karnında başlar. Annenin ritmik kalp atımları bebeğin ilk müzik deneyimi olup, huzur ve güveni temsil eder. Doğum sonrasında bebeğin annesinin koynunda huzur bulmasının nedeni 'anne sıcaklığı' kadar, alışık olduğu ritmik kalp atımlarını duymak istemesidir. Bütün dünya kültürlerinde var olan 'ninni', müzik ile olan ilişkimizi güçlendiren önemli bir başka faktördür.

Her iki kızım da bebekliklerinde uzun süre kucakta müzik dinleyerek uyudular. Özellikle küçük kızım Yasemin, 2 yıl kadar neredeyse her gece kucağımda Chicago grubunun klasik parçası 'Color My World' ile uyudu.

Müzik ruhun gıdası mıdır?

Müziğin rahatlatıcı ve iyileştirici etkisi binlerce yıldır biliniyor. Bergama'daki tarihi sağlık şehri 'Asklepion'da uygulanan tedavilerin içinde 'müzik terapisi' önemli yer tutar. Hastalara akustik odalarda saatlerce müzik dinletilirdi.

Binlerce yıl sonra modern tıp bilimi müziğin tedavi edici etkisini yeni anlamaya başladı.

Müziğin faydalı etkileri

- Beğenilen bir müziğin dinlenmesi, beyinden endorfin

(mutluluk hormonu) salgılanmasına neden olur. Endorfin, kişide mutluluk hissi yaratır.

- Müzik, başta 'kortizol' olmak üzere stres hormonları seviyesinin düşmesine neden olur. Bu yolla stresi, gerginliği ve kalp-damar hastalıklarına neden olan 'yangı'yı (enflamasyon) azaltır.
- Müzik, yine stres hormonları düzeyini azaltarak bağışıklık sistemini güçlendirir.
- Müzik, beyinden DHEA hormonu salgılanmasını sağlayarak enerji düzeyinde ve cinsel dürtülerde artışa neden olur.
- Müzik, beyin dalgalarının yavaşlamasına neden olur, rahatlık ve huzur hissi verir.
- Bazı müzik türleri (yavaş, enstrümantal) kalp atım hızını azaltır ve tansiyonu düşürerek rahatlama ve gevşeme sağlar.
- Canlı müzik solunumu hızlandırır, vücut ısısını artırır, metabolizmayı hızlandırır.
- Müzik, kişide olumsuz düşüncelerin baskılanmasına neden olur. Yatmadan yarım saat önce dinlenen yumuşak müzik uyku kalitesini artırır.
- Müziğin migren, romatizma ve kanserin kronik ağrılarını azalttığı ve yaşam kalitesini artırdığı gösterilmiştir.
- Üniversite öğrencileri üzerinde yapılan bir araştırma, müziğin yorgunluğu azalttığını, dikkati ve verimliliği artırdığını göstermiştir. Rutin olarak müzik dinleyen kişilerin genelde daha rahat, olumlu ve neşeli olduğu gözlemlenmiştir.

Önemli not!

- Arabesk dinleyip hayata kahrediyorsanız,
- Müslüm Gürses dinleyip kendinize jilet atıyorsanız,
- Sezen Aksu dinleyip eski aşk acılarınızı deşiyorsanız müziğin yukarıda anlatılan faydaları geçerli değildir!

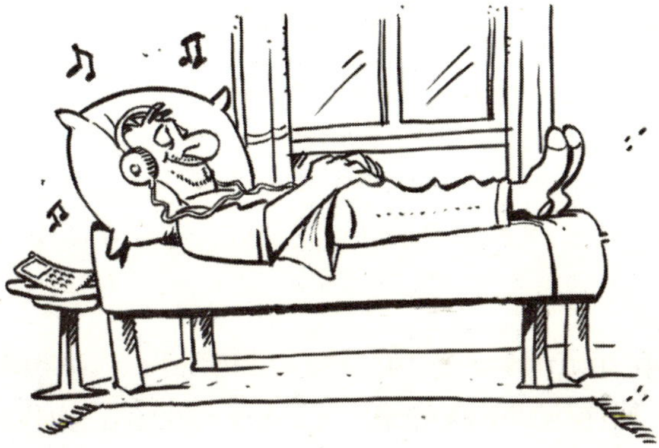

Peki, müzik dinlemek nedir? Acaba hangimiz gerçekten müzik dinliyoruz? Ne, müzik dinlemek değildir?

- Trafikte öndeki arabaya küfür ederken radyoda reklam arasındaki parçayı dinlemek müzik 'dinlemek' değildir.
- Restoranda, kafede arkadaşlarla sohbet ederken fondaki müzik, müzik değildir.
- Bilgisayarda çalışırken müzik dinlemek, müzik dinlemek sayılmaz.
- Gazete okurken müzik dinlemek, müzik dinlemek sayılmaz.
- Ev işi yaparken fonda çalan cızırtı müzik değildir.

Anladınız herhalde. Müzik dinlemekten kastım, oturup müzik dinlemektir, sadece müzik dinlemek! 35 dakika boyunca sadece müziğe konsantre olmak. Müziğin her notasını dinlemek, sindirmek ve o müziği yaşamaktır. Müzikten maksimum fayda sağlamak için bir müzik albümü süresi kadar bir süreyi (ortalama 35-40 dakika) sakin ve rahat bir ortamda, başka hiçbir şey düşünmeden, sindire sindire dinleyin. Müzik seçiminiz yavaş veya hızlı, klasik veya hard rock olabilir, fark etmez. Önemli olan o ânı sadece müziğe ve kendinize ayırmanız.

İnsanların yaşlandıkça daha az uykuya ihtiyacı olduğu söylenir. Doğru değil!!!

5. Uykunuzu Alın

Uyku, tıp biliminin en az araştırılmış, en az anlaşılan konularından biridir. Niye uyuruz, niye uykuya ihtiyacımız var, uyku sırasında ne oluyor, niye rüya görürüz, pek bilinmiyor. Bilinen tek şey uykusuz yapamadığımız ve uykunun fevkalade faydalı olduğudur!

Yapılan araştırmalar, uykunun basit bir bilinçsizlik ve dinlenme süresi olmadığını, aksine, çok karmaşık bir biyokimyasal süreç olduğunu göstermektedir. Beynimiz gün içinde yaşadıklarımızı, yaptıklarımızı ve öğrendiklerimizi kaydeder, aynı bir bilgisayar gibi. Uyuduğumuz zaman, beynimiz gün içinde kaydettiği bu verileri bir düzene sokar. Bazı verileri hafıza dosyalarına yerleştirir, bazılarını siler, hard diskte yenilerine yer açar, bir bakıma beyni re-boot (yeniden başlatmak) eder. Öte yandan, uyku yaşamsal fonksiyonlarımız için gerekli yoğun bir biyokimyasal ve hormonal süreçtir.

İnsanların yaşlandıkça daha az uykuya ihtiyacı olduğu söylenir.

Doğru değil!!!

Evet, insanlar yaşlandıkça uyku süreleri azalır ama bu daha az uykuya ihtiyaç olmasından değil, değişik nedenlerden dolayı uyku bozuklukları oluşmasından ileri gelir.

Yaş ne olursa olsun, erişkin insanlarda ideal uyku süresi 7-8 saattir. Uyku süresi kadar, uyku kalitesi de sağlığımız için önemlidir.

Uykunun önemini anlayabilmek için uykusuzluğa bir göz atalım...

Sürekli bir şekilde gecede 5 saatin altında uyunmasının (kronik uykusuzluk) veya bir geceliğine dahi olsa uyunmamasının sonuçları:

- Yorgunluk ve uyku hali,
- Dikkati toplamada güçlük,
- Algılama bozuklukları,
- Sinirlilik,
- Öğrenme ve hafıza bozuklukları,
- Aşırı durumlarda paranoyaya varan psikolojik durumlar.

Bu etkiler günlük hayatta dikkat ve konsantrasyon gerektiren işlerde büyük oranda başarısızlıklara ve tehlikeye neden olur. Uykusuzluğun bilinen bu bariz etkilerinin yanı sıra, son yıllarda bilimsel çalışmalar uyku yetersizliği ile obezite ve diyabet arasında bir ilişki kurmaktadır. İştahı artıran, mideden salgılanan 'ghrelin' hormonu ile yağ dokusundan salgılanan ve iştahı baskılayan 'leptin' hormonu normalde bir denge halindeyken, yetersiz uyku durumlarında bu denge bozuluyor ve Ghrelin salgılanması artıyor, Leptin salgılanması baskılanıyor. Bu da açlık hissine neden olarak obeziteye ve şeker hastalığına zemin hazırlıyor.

Güzellik uykusu!

Çok eski zamanlardan beri uyku ile güzellik arasında bir ilişki dikkati çekmiştir. Bu ilişki, uykusunu alan kişilerde yüze vuran dinlenmişlik ile izah edilmekteydi. Son yıllarda bunun nedeninin sadece dinlenmeyle ilgili olmadığı, bunun ötesinde çok somut başka faktörlerin olduğu bilimsel çalışmalarla tespit edilmiştir.

Çocuklarda ve gelişmekte olan gençlerde çok belirgin bir aktiviteye sahip olan büyüme hormonu (somatotropin) daha ziyade gece uykusu sırasında salgılanmaktadır. Bu yaş grubunda büyüme ve gelişmeye yönelik görevleri olan bu hormonun, daha ileri yaşlarda seviyesinin düşmesine rağmen doku yenilenmesi üzerine çok önemli fonksiyonları vardır. Somatotropin, kas kitlesinin korunmasını, cildin daha canlı ve genç kalmasını ve genelde tüm dokuların yenilenmesini sağlar. Yani, uykuyla güzellik arasındaki ilişki masal değil!

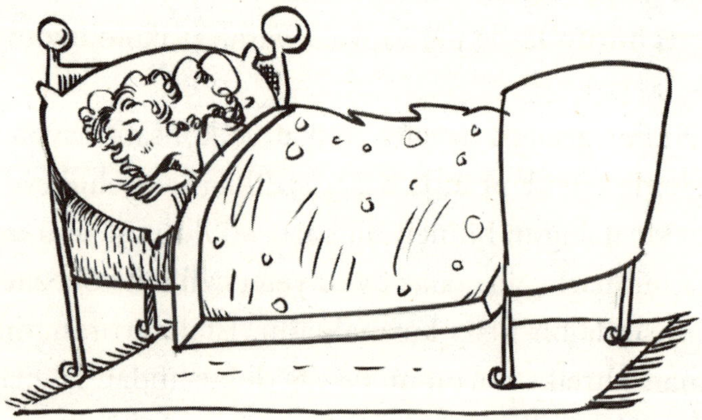

Uykunun faydalarını anladık, ancak şimdi inanması güç, uykunun 'kralı', gerçek bir 'gençlik iksiri' olan 'siesta'ya (öğlen uykusu/şekerleme) bakalım... Dünyada en uzun yaşayan toplumların incelendiği Blue Zones projesinin tespit ettiği ortak noktalardan biri, bu toplumlarda öğlen uykusunun neredeyse standart olduğudur. Nitekim toplumda öğlen uykusuna düşkünlüğü ile nam salmış uzun yaşamış kişiler bilinmektedir. Rahmetli Vehbi Koç'un iki eli kanda olsa öğlen uykusuna yattığı bilinmektedir. Edison, Einstein gibi uzun yaşamış başarılı kişiler de buna örnektir.

Peki, nedir bu siestanın esbabı-mucizesi? (Vay be, bu kelimeyi biliyorsanız kesin orta yaşlısınız!)

Yapılan bilimsel çalışmalar, gün ortasında, beynin ve be-

denin yorulduğu, yemek sonrası ağırlığın çöktüğü saatlerde kısa bir uykunun (power napping) olağanüstü faydalarını göstermiştir. Ancak gün ortasında 'kestirme'nin 30 dakikayı geçmesi halinde uykunun derinleştiği ve sonrasında sersemlik olduğu gösterilmiştir. Bu nedenle, 'power napping' süresinin 20-25 dakikayı geçmemesi gerekir.

Power napping

- Stresi azaltır,
- Dikkati ve verimliliği artırır,
- Öğrenme yetisini ve hafızayı güçlendirir,
- Algılama gücünü artırır,
- Yaratıcılığı artırır,
- Günün geri kalan kısmında uykusuzluğu giderir,
- Kalbi korur!!!

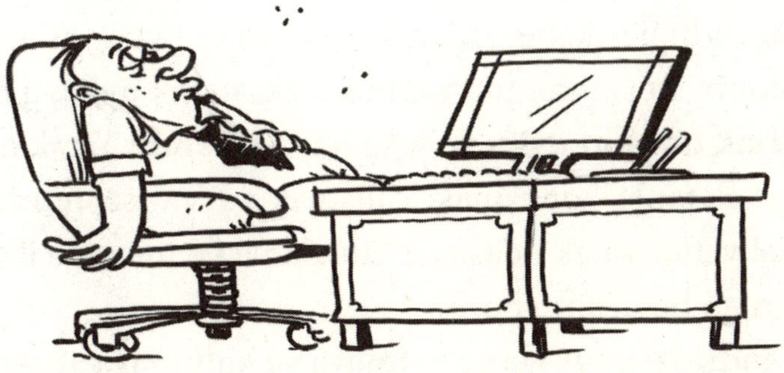

Power napping'in faydalarının kanıtlanmasından sonra özellikle ABD'de birçok kuruluş ve şirket iş yerlerinde kısa süreli uykular için alanlar ayırmakta ve bu siestayı teşvik etmektedir. Özellikle sağlık personeli, havayolu personeli ve yaratıcılık gerektiren işlerde çalışan bilişim personelinin bu uygulamalardan çok fayda gördüğü tespit edilmiştir.

20 dakikalık kısa bir siestanın stres hormonları düzeyini

düşürdüğü, tansiyonda ve kalp atımlarında normalleşme sağladığı görülmüştür. Siesta yapma alışkanlığında olan kişilerde kalp-damar hastalığından ölme oranının uyumayanlara göre %35 daha az olduğu tespit edilmiştir. Amerikan Kalp Derneği (AHA) kalp hastalıklarından korunma için kısa süreli uykuları resmen önermektedir.

İyi bir uyku için öneriler

Uykunun faydalarından yararlanabilmek için tabiidir ki önce uyuyabilmek lazım. Uyku sorunu olanlar ne yapsın!? Uyku bozukluklarının büyük çoğunluğu kişilerin kendi yarattığı olumsuz koşullardan kaynaklanmaktadır.

Bu olumsuz koşulların ortadan kaldırılması ve uyku için müsait şartların oluşturulması ile bu sorun büyük oranda ortadan kalkar...

- **Odanızı karartın:** Gece lambaları ve elektronik cihazların verdiği ışık, beyinden salgılanan ve uyku yaratan 'melatonin' hormonunun yapımını aksatarak uykuyu bozar.
- **Yatak odasını uyku ve seks için kullanın:** Yatak odasında telefonla konuşmak, çalışmak ve TV seyretmek gibi faaliyetler yatak odasının rahatlama ve uyku ile ilişkilendirilen büyüsünü bozar.
- **Kendinizi aynı saatte yatmaya ve kalkmaya alıştırın.**
- **Akşam 18'den sonra kafeinli içecek ve gıdalardan kaçının:** Unutmayın, kahvenin yanı sıra çay, kolalı içecekler ve çikolata da kafein içerir.
- **Akşam 22'den sonra sigara içmeyin:** Her ne kadar sigaranın sakinleştirici etkisi olduğu sanılırsa da nikotin güçlü bir uyarıcıdır ve uyku kaçırır.
- **Alkol uykuyu bozar:** Sanılanın aksine, uyumadan önce alınan alkol ilk aşamada bir rahatlık sağlarsa da sonraki

aşamada solunumu bozar, rüya görmede kesintilere neden olur ve diüretik etkisiyle idrara çıkmak için uyanmaya neden olur.

- **Yatmadan 2 saat önce her türlü sıvı alımını kesin:** Gecenin orta yerinde sıcak yatağınızdan kalkıp tuvalet seferlerine çıkmak uykuyu böler ve bozar.
- **Yatmadan 1 saat önce 'rahatlama' mod'una geçin:** Can sıkıcı konuları kafanızdan atın, hafif müzik dinleyin, kitap okuyun ve ışıkları azaltın.
- **Uykuya yardımcı gıdalar:** Öncelikle yatmadan en az 4 saat önce ağır yemeklerden kaçının. Yatmadan 1 saat kadar önce yarım bardak ılık süt, 100 gr kadar yoğurt veya ufak bir fincan papatya (chamomile) çayı uykuya yardımcı olur.

Bu tedbirlerle hâlâ uykuya dalmakta ve uyumakta zorlanıyorsanız bir hekime görünmekte fayda var. Doktorunuz size doğal uyku destekleri veya ilaçlar konusunda yol gösterir. İyi uykular!

Gençlik bir ruh halidir...

6. Beyninizi Çalıştırın

Gençlik beyinde başlar. Daha önce belirttiğim gibi, gençlik bir ruh halidir, bir düşünce yapısıdır, bir bakış açısıdır, yaşama heyecanı ve sevincidir, bir yaşam biçimidir. Bu gençlik halini yaşayabilmemiz için de beynimizin fiziksel olarak sağlıklı ve dinç kalması gerekiyor. İnsan yaşlandıkça, bütün dokularda olduğu gibi beyinde de yıpranma oluyor. Bu yıpranma orta yaşlarda pek belirgin olmamakla birlikte, bu yaşlardaki yaşam tarzımız ileri yaşlardaki zihinsel fonksiyonlarımızı önemli ölçüde belirler. Öte yandan, bazı dış faktörler bu yıpranma sürecini özellikle hızlandırmaktadır.

Beyin zehirleri

- **Alkol:** Uzun süreli alkol kullanımı beyin hücrelerinde hasara ve bir süre sonra beynin dış tabakasında incelmeye (atrofi) neden olur.
- **Suni tatlandırıcılar:** Özellikle 'aspartam excitotoxin' denilen ve özellikle beyin ve sinir hücrelerinde anormal çalışmaya neden olan bir toksindir. Uzun süreli ve yüksek miktarda kullanımı bazı nörolojik hastalıklar ile ilişkilendirilmiştir.
- **MSG (mono sodium glutamate):** Birçok hazır gıda ve sosta lezzet artırıcı ve koruyucu bir madde olarak kullanılan MSG de bir excitotoxindir.
- **Televizyon:** Günde 1-2 saatten fazla TV seyretmenin beyni tembelliğe sevk ettiği biliniyor. Kaliteli bir film veya haberler dışında, özellikle insana hiçbir şey vermeyen di-

ziler, yarışma programları ve sözde eğlence programları entelektüel fonksiyonlarımıza zararlıdır.

- **Şeker hastalığı:** Şeker hastalığı kan şeker seviyelerinin dengesizliği ile karakterizedir. Şeker seviyesinin yüksekliği kadar düşüklüğü de beyne zarar verir.
- **Hareketsiz yaşam:** Hareketsiz bir sosyal yaşam ve yetersiz fiziksel aktivite zihinsel fonksiyonlarda yavaşlamaya neden olur.

İşleyen demir ışıldar

Genç kalmanın ilk şartı, zihnen genç olmaktır. Bu da beyni çalıştırmakla olur. Orta yaşlarda iş hayatı yavaşladığında veya emeklilikte yaşam temposunun azalmasıyla birlikte zihinsel faaliyetlerde de azalma olur.

Bu yavaşlama alışkanlık haline gelmeden önce bazı önlemlerin alınması beynin zinde kalmasını sağlar

- Kitap okuyun,
- Bulmaca çözün,
- Sudoku çözün,
- Lisan öğrenin
- Bir müzik enstrümanı çalmayı öğenin,
- Yazı yazın,
- Kendinize hobiler-projeler yaratın,
- Spor yapın.

İnsanı çevresiyle ilişkilendiren ve bütünleştiren en önemli faktörler 5 duyumuzdur. Orta yaşlarda bu duyulardan görme ve işitme duyuları ister istemez zayıflar. Özellikle görme, ilk sekteye uğrayan duyumuzdur. Yakını görememe olarak yavaş yavaş başlayan sıkıntı zamanla uzağı da iyi görememe ile devam eder. Daha ileride katarakt ve makula dejenerasyonu gelir. Az da olsa başlayan yakını ve uzağı görememe durumu ilk zamanlar ihmal edilir, idare edilir, göremediğimiz şeyler görmezden gelinir. İnsan gözlük tak çıkar ile uğraşmaktansa görmeyiveriyor. Ufak ufak başlayan bu davranış biçimi zamanla âdet haline geliyor ve kişinin istemli olarak dış dünya ile ilişkisini zayıflatıyor. Dünyaya buğulu bir pencereden bakmak bir süre sonra o kişi için normal gibi algılanıyor. Halbuki dış dünyadan aldığımız uyarılar (stimülasyon) beyin fonksiyonlarımız için fevkalade önemli. Benzer bir durum işitme duyusu ile de yaşanır. İşitme kaybı genellikle yaşlılar ile ilişkilendirilen bir durum olmakla birlikte çoğu zaman orta yaşlarda ortaya çıkmaya başlar. Aynı görmede olduğu gibi, zamanla insan tam duyamadığı şeyleri duymazdan geliveriyor. Her defasında 'efendim', 'ne', 'anlamadım' gibi laflar edip karizmayı çizdirmektense duymazsın olur biter.

Gelinen noktayı şöyle bir benzetmeyle açıklamaya çalışayım; görme ve işitme duyularınızda sadece %5-10 bir kayıp olsa bile, ikisinin toplamı eder %10-15 diyelim. Bir film izlediğinizde veya bir toplantı takip ederken %10 dahi önemli bir kayıptır ve kayıp zamanla artacaktır.

Bu durumu, ilk kez yıllar önce kayınvalidemde gözlemledim. Tahsilli ve kültürlü bir hanımefendi olan kayınvalidem akşam film izlerken bir süre sonra filmin ortasına gelmeden bir bahane ile kibarca içeriye gider ve filmi terk ederdi. Sonra anladım ki, gerek görme gerekse işitme kaybı nedeniyle filmdeki olayları ve isimleri kaçırıyor ve bir süre sonra konudan kopuyordu. Gerçi bu hanım 70 yaşlarındaydı ama inanın bu olay sandığınızdan daha erken başlıyor ve sık görülüyor.

Orta yaşlarda başlayan görme ve işitme sorunları zamanla beynin stimülasyonunu azaltıyor ve zihinsel yavaşlamaya neden oluyor. Bu tür sorunların ilerlemeden tedavi edilmesi çok önemlidir. Ne yapalım, cebinizde iki gözlükle dolaşıverin, onun da bir karizması var!

Beyni besleyen gıdalar

- **Doğal şeker/glikoz:** Glikoz, beynin yegâne enerji kaynağıdır ama beynin kullandığı şeker yediğimiz şeker değil, yediğimiz karbonhidratlı gıdalardan vücudun ürettiği şekerdir. Beynimizi beslemek için taze meyveler ve kompleks karbonhidratları tercih etmeliyiz.
- **Omega-3:** Beyin gelişimi ve fonksiyonları için elzem sağlıklı yağ asidi. Beyin damar hastalıkları, kalp-damar hastalıkları ve Alzheimer hastalığından korunmak için omega-3 yağlarından zengin besinleri günlük olarak almalıyız: Balık, ceviz, zeytinyağı, baklagiller, semizotu, ketentohumu vb.
- **Anti-oksidanlar:** Yaşlanmaya karşı 1 numaralı moleküllerdir. Taze meyve-sebzeden zengin bir beslenme beyin sağlığı için de elzemdir. Anti-oksidanlardan özellikle zengin bazı gıdalar:

- **Koyu yeşil sebzeler:** Brokoli, ıspanak, semizotu.
- **Kırmızı/mor meyveler:** Nar, vişne, böğürtlen, yabanmersini.
- **Kırmızı/mor sebzeler:** Domates, kırmızı pancar, karalahana, havuç.
- **Kakao/koyu çikolata.**
- **Yoğurt:** Yoğurt sonsuz faydalarının yanı sıra aynı zamanda önemli bir beyin gıdasıdır. Yoğurtta yoğun olarak bulunan 'lizin', 'triptofan' ve 'arginin' aminoasitleri beyin fonksiyonları için çok faydalıdır.
- **Su:** Beyin, susuzluğa (dehidratasyon) karşı en hassas organlardan biridir. Mevsimine göre günde en az 2-3 litre su içilmelidir.

7. Hareketli Olun

İnsanoğlu hareket halinde olmak üzere programlanmıştır. İlkel insanlar bir yerden diğerine gitmek, korunmak ve beslenmek için hareket halinde olmak zorundaydılar. Yiyeceklerini toplamak veya öldürmek zorundaydılar. Canlarını kurtarmak için kaçmak zorundaydılar. Otobüs yok, araba yok. En iyi ihtimalle bir at üzerinde efor sarf etmek zorundaydınız. Milyonlarca yıllık evrim bizi sürekli olarak hareket halinde olmaya programladı, metabolizmamız bu duruma göre adapte oldu. Son 50 yıl içinde insanların yaşam tarzı dramatik olarak değişti. Artık gıdamızı toplamak, yetiştirmek veya öldürmek zorunda değiliz. Gıda üretiliyor ve istenirse eve getiriliyor. En kısa mesafelere dahi otomobilimizle veya bir toplu taşıma aracıyla gidiyoruz. Çoğumuzun işi oturarak yapılıyor. Öte yandan refahın artmasıyla birlikte daha bol, daha çeşitli, daha lezzetli ve daha kalorili çoğu suni işlenmiş gıdalar tüketmeye başladık. Milyonlarca yıllık evrime karşın son 50 yıl içinde oluşan bu değişikliklere metabolizmamız henüz adapte olmuş değil. Dengeler bozuldu!

Özetle, geldiğimiz durum:
Daha az hareket + Daha çok kalori.
Sonuç!

- Obezite
- Şeker hastalığı
- Arterioskleroz
- Kalp-damar hastalıkları

Düzenli egzersiz ve spor

Blue Zones araştırmasında Ikaria Adası'ndaki halkın 7'den 70'e sürekli olarak hareket halinde olduğu gözlemlenmiştir. Spor değil! Hareket. Modern toplumlarda bizlerin bahçe çapalamak, keçi gütmek gibi faaliyetlerde bulunmamız pek pratik değil tabii ki. Zaten metabolizmamız faaliyetin niteliği konusunda pek seçici değil. Önemli olan vücudun düzenli olarak çalışıyor olması.

Hareketin/sporun faydaları

- Kan dolaşımını hızlandırır.
- Solunumu hızlandırır.
- Bu etkileri ile dokuların kanlanmasını ve oksijenlenmesini artırır.
- Cilde sağlıklı, canlı bir güzellik verir.
- Kalori yaktırır, yağları eritir.
- Metabolizmayı hızlandırır.
- Sağlıklı beslenme ile birlikte zayıflama sağlar.
- 30 yaşından sonra azalmaya başlayan kas kitlesini (sarkopeni) korur.
- Esneklik ve hareket kabiliyetini artırır.
- Denge ve koordinasyonu artırır.
- Kemikleri güçlendirir, osteoporoza karşı korur.
- Kasların insülin hormonuna duyarlılığını artırır, insülin direncini kırar.
- Kan şeker ve insülin düzeylerini dengeler.
- Kötü kolesterol (LDL) ve trigliserit düzeyini düşürür, iyi kolesterol (HDL) düzeyini artırır.
- Beyinden 'mutluluk hormonları' salgılanmasına neden olarak stres düzeyini düşürür, iyilik hali yaratır.
- Cinsel performansı artırır.

- Depresyona karşı korur.
- Zihinsel faaliyetleri canlı tutar.
- Tansiyonun dengelenmesine yardımcı olur.
- Kalp-damar hastalığına karşı korur.
- Kanserlere karşı koruma sağlar.
- Yaşlanmayı yavaşlatır.
- Sağlıklı ömür beklentisini artırır.
- Kellere fırça gibi saç çıkartır!!! Şaka, bir tek onu yapmıyor!

Bu kadar faydayı hiçbir diyetten, hiçbir ilaçtan elde etmek mümkün değil. Sporun her bir faydası için bir ilaç olsa, günde 20 tane ilaç almak gerekirdi, kaldı ki öyle ilaçlar yok! Aktif ve hareketli bir yaşam, sağlıklı ve genç kalmak için şart. Eğer bu yaşamdan kastımız günde 3 saat bahçe çapalamak veya bütün gün keçi gütmek değilse, o zaman yaşımıza, yaşantımıza ve çağa uygun bir spor veya egzersiz programı uygulamak gerekir.

Sabah jimnastiği

Önce, yapılması çok kolay ve nerdeyse hiç zaman almayan 'sabah jimnastiği' ile başlayalım. Bu egzersiz 7-8 dakika alıyor. Buna arabanın motorunu ısıtmak olarak bakabilirsiniz. Hafif bir sabah jimnastiği uyku mahmurluğunu atmak, dolaşımı hızlandırmak ve enerji düzeyini artırmak için birebirdir.

Sabah evde yapılan egzersizin avantajları, spor yapmak için zaman ayırıp bir yerlere gitmek, soyunup giyinmek gibi zorluklarının olmamasıdır. Evinizin konforunda pijamayla rahat rahat hareketlerinizi yapabilir, sonrasında duşunuzu, tıraşınızı, makyajınızı yapar işinize zinde bir şekilde gidersiniz. Eğer 'ben günde 7-8 dakika egzersiz yapamam' diyorsanız bu yazının gerisini okumayın. Tereyağına iki yumurta kırın, yarım kangal sucuk pişirip yarım ekmekle bandıra bandıra yiyin, çünkü sizden pek umutlu değilim!

Kendine 7-8 dakika ayırabilenler için yöntem aslında çok basit...

- **Gerinme (stretching):** 2 dakika! Önce yatakta, sonra ayakta kol, bacak, karın ve sırt adalelerini kastırıp gevşetmek şeklinde yapılacak gerinme hareketleri, sonra da diz, dirsek, ayak ve el bileği eklemlerine dairesel hareketler yaptırarak açmak uyanmayı sağlar, kan dolaşımını hızlandırır, adale ve eklemlerde esneklik sağlar ve stresi azaltır.

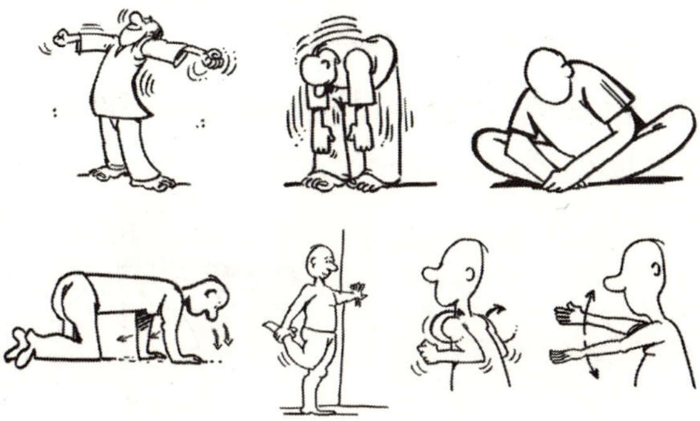

- **Derin nefes egzersizleri:** 1 dakika! Yatakta oturarak 20 defa çok derin nefes alıp aynı şekilde derin bir şekilde ciğerleri boşaltmaktan ibarettir. Akciğerleri açarak kanın oksijenlenmesini artırır.
- **Yatakta 10 defa 'yat-kalk' (sit-up):** 30 saniye. Karın adalelerini güçlendirir.
- **Yatakta bisiklet hareketi:** 50 pedal, 1 dakika. Karın ve bacak adalelerini güçlendirir.

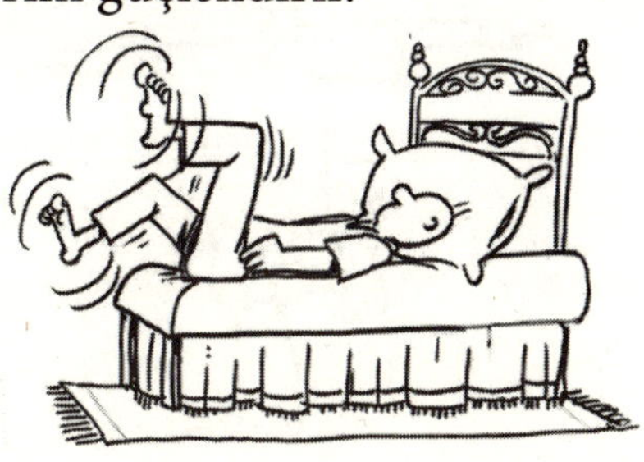

• **Ayakta parmak uçlarına kalkma 20 defa:** 30 saniye. Bacak ve baldır adalelerini güçlendirir.

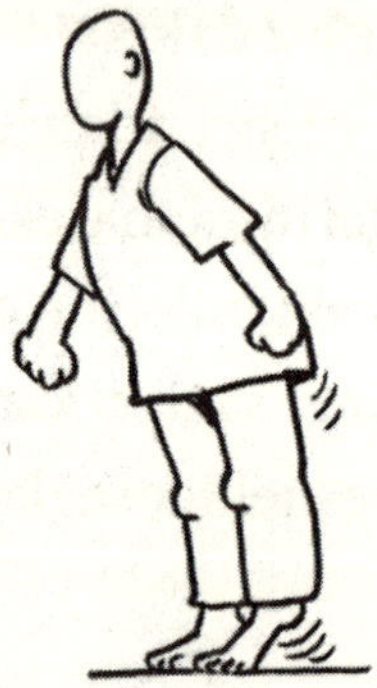

• **Ayakta 10 defa 'otur-kalk' hareketi:** 30 saniye. Bacak ve baldır adalelerini güçlendirir.

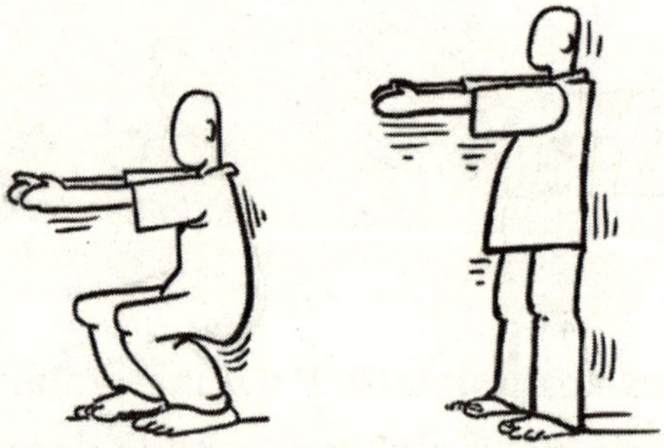

• **Tek ayak üzerinde 30 saniye kadar durmak:** Toplam 60 saniye. Önce sağ, sonra sol ayak üzerinde dengede durmak bacak kasları dışında gövdedeki merkez (core) kaslarını (sırt ve karın) çalıştırır, denge ve koordinasyonu artırır.

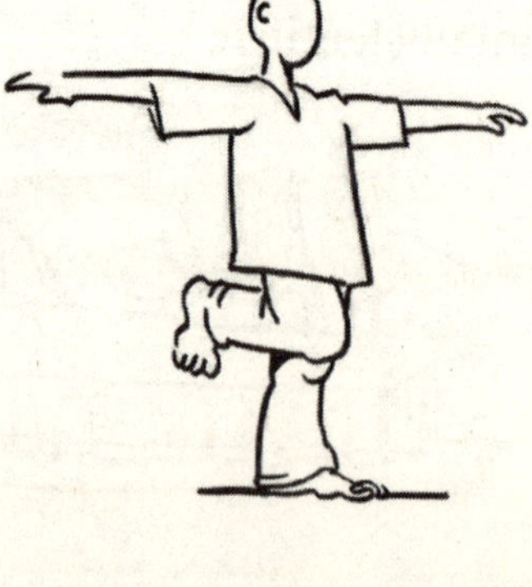

- **Duvara veya yatağa karşı 20 adet 'şınav' hareketi:** 30 saniye. Göğüs, kol ve omuz adalelerini güçlendirir. (Daha iddialı arkadaşlar için yerde 10 adet klasik şınav hareketi yapabilir.)

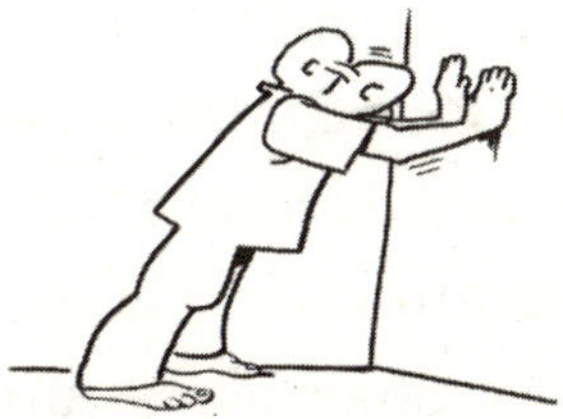

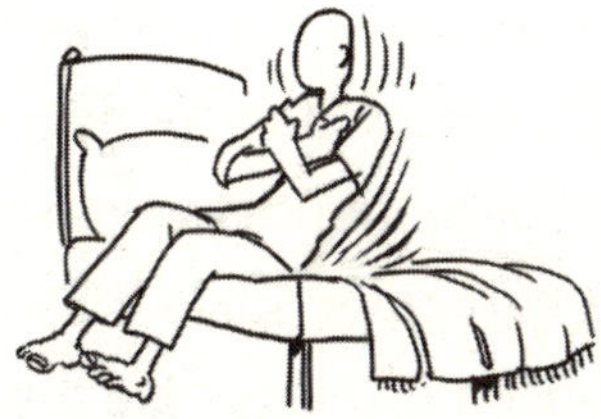

- **Fiziğinize uygun el ağırlıkları (2-4 kg'lık dumbbell) ile 3 değişik kol çalıştırma hareketi:** 60 saniye. Kol kaslarını güçlendirir.

Dirsekten

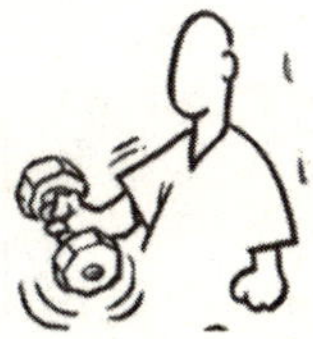

Omuzdan yana açma

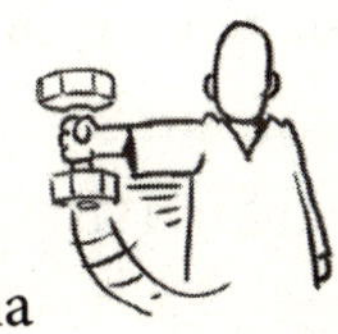

Omuzdan yukarı kaldırma

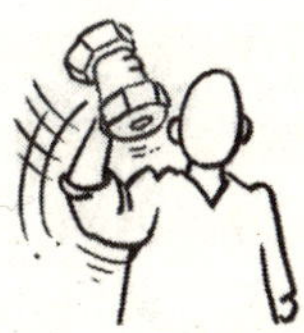

Görüldüğü üzere bu basit hareketler toplam 8 dakika sürüyor. Aradaki dinlenme ve nefeslenmelerle birlikte toplam 9-10 dakika! Bu hareketler ile 40-50 kalori yakıyor, metabolizmanızı hızlandırıyor ve güne daha dinç olarak başlıyorsunuz.

Biraz daha gayretli kişiler için hararetle önereceğim şey, bir 'egzersiz bisikleti'. Değişik özelliklere sahip birçok modeli var ve fiyatları 300 ile 1200 TL arasında değişiyor. Bu, hayatınızda yapacağınız en akıllı yatırım olabilir (Tabii bir süre sonra onu bir çamaşır askısı olarak kullanmazsanız). Sabahları tarif ettiğim kültür-fizik hareketlerine ilaveten 5-10 dakikalık bir seans ile fazladan 50-100 kalori daha yakabilirsiniz.

Sabah egzersizleri ve gün içinde yapacağınız hafif hareketlerle ekstradan kalori yakabilir ve enerji düzeyinizi artırabilirsiniz, ancak amaç fazla kilolardan kurtulmak ve daha sağlıklı ve 'fit' bir hale gelmek ise biraz ekstra gayret gerekiyor!

Bilimsel çalışmalar, haftada 3 defa 45 dakika veya 5 defa 30 dakika yapılan orta dereceli egzersiz ya da sporun sağlıklı bir kilo korumaya yardımcı olmasının yanı sıra kalp ve damar hastalıklarından ve hatta kanserden önemli bir korunma sağladığını göstermektedir.

Düzenli aktivite (egzersiz veya spor) sağlıklı ve kaliteli bir yaşam için vazgeçilmez bir unsurdur. Herkesin yaşına ve durumuna uygun, yapabileceği bir aktivite vardır.

30 dakikalık hafif-orta dereceli egzersizlerle yakılabilecek kalori miktarı aşağıda gösterilmiştir

- Hafif yürüyüş: 125 kalori
- Bahçe işleri: 135 kalori
- Ev işleri: 125 kalori
- Hafif koşu: 300 kalori
- Hafif aerobik egzersiz: 200 kalori
- Orta tempoda yüzme: 350 kalori

Sporun yeterli yapıldığının en önemli göstergesi, 15-20 dakika içinde başlayan terlemedir. Terleme, metabolizmanın hızlandığını ve kalori yakıldığını gösterir. Spor sırasında yakılan kalorilerin yanı sıra spor sonrasında artan metabolizma düzeyi saatlerce daha yüksek kalacak ve kalori yakılmaya devam edilecektir. Özellikle yüzme, aynı anda birçok adale grubunu çalıştırması (kol, bacak, göğüs, karın, sırt), eklemlere aşırı yük bindirmemesi (low impact), aşırı yorucu olmaması, psikolojik olarak rahatlatıcı olması nedeniyle en ideal sporlardan biridir. Öte yandan basit yürüyüşler en kolay ve en masrafsız spor aktivitesidir.

Gün içinde kalori yakıcı eylemler

- Asansör yerine, iki kata kadar çıkışlarda ve inişlerde merdiven kullanın.
- Evinize yakın marketlere telefon ile sipariş vermeyin. 3-5 dakikalık bir yürüyüş dahi kalori yakmanıza ve metabolizmanızı hızlandırmanıza neden olur.
- Oturarak ve uzun süre hareketsiz çalışanlar saatte bir, 30 saniye kadar baldırlarını hareket ettirecek bisiklet hareketleri yapabilir. Masa altına sığan minipedal cihazları ile oturduğunuz yerde bisiklet hareketleri yapılabilir.
- Öğlen yemeğinden sonra 5-10 dakikalık hafif bir yürüyüş yapın.
- Telefonda konuşurken oda içinde yürüyün.
- TV izlerken, reklamlar sırasında oturduğunuz koltuktan kalkın ve oda içinde biraz yürüyün (mutfağa doğru değil!).

Günde 10 bin adım programı

Japonya'da ve ABD'de yapılan araştırmalar, orta yaşlarda görülen şişmanlama ve beraberinde gelen tip-2 diyabetin önüne geçilmesi ve kalp-damar hastalıklarından korunma için aktif bir yaşam sürdürülmesi gerektiği sonucuna varmışlardır. Bu fiziksel aktivitenin ne olacağı konusu bir tercih meselesidir ama ne kadar olması gerektiği konusuna açıklık getirmek ve standardize etmek amacıyla yürüyüş temel alınmış ve günde 10.000 adım sonucuna varılmıştır. 10.000 adım sonucuna 40 yaşlarında, sağlık ve kilo sorunu olmayan kişilerin günlük aktiviteleri takip ve hesap edilerek ulaşılmıştır. Bu 10.000 adım sabah kalktığımızdan akşam yatana kadar attığımız adımlardır ve tüm aktivitelerimizi kapsamakta ve temsil etmektedir. Bu aktivite sadece kalori yakmaya ve kilo vermeye değil, aynı zamanda metabolizmanın insülini daha verimli kullanmasına ve kan şeker seviyelerinin düşmesine neden olur. Bu programa alınan metabolik sendrom kriterlerine sahip kişilerin bir ay sonunda kan şeker ve kolesterol seviyelerinde önemli düzelmeler gözlenmiş, ortalama 2 kg verdikleri ve yüksek tansiyonu olanların tansiyonlarında %10-15 oranında düşme sağlandığı görülmüştür.

Hareketsiz bir yaşam süren kişilerin günde 1.000-2.000 adım attıkları, normal aktiviteye sahip kişilerin ise 2.000-5.000 (ortalama 3.500) adım attıkları hesaplanmıştır. 10.000 adım biraz iddialı bir hedef olabilir, zira günde ortalama 3.500 adım atan bir insan için fazladan 6.500 adım, yani yaklaşık 5 km yürümeyi gerektirir. Sanırım günde 6.000-7.000 adıma denk bir aktivite sağlıklı bir kilo ve fitness düzeyi için yeterlidir.

Aktivite düzeyiniz hakkında fikir edinmek için en pratik yol, bir pedometre (adım sayar) edinmektir. Spor mağazalarında 50-100 TL'ye alabileceğiniz bu pratik cihaz kalçanıza yerleştirilir ve gün boyu attığınız adımları sayar.

Bu programa başlamak için en iyi yol, ilk birkaç gün normal aktivitenizi pedometrenizle tespit etmek ve sonra takip eden zamanda bu aktivitenizi her hafta %10 artırarak hedefinize ulaşmaktır. Örneğin ortalama normal aktiviteniz günde 5.000 adım ise birinci haftanın sonunda hedefiniz bunu 5.500'e, bir ayın sonunda yaklaşık 7.500 adıma çıkarmak olmalıdır.

Rezistans ve kas geliştirici egzersizler

Genel fitness düzeyini artırmak, vücudu sıkılaştırmak, metabolizmayı hızlandırmak ve kilo kontrolünü kolaylaştırmak için gerekli en önemli yöntem, kas kitlesini artırmaktır. Bu amaçla hafif ağırlık ve rezistans egzersizleri yapılmalıdır. Bu egzersizler 'sabah egzersizleri' başlığı altında anlattıklarımızın neredeyse aynıdır. Süreyi biraz artırmakla gerçekleştirilebilir. Ancak daha ciddi bir çalışma için iyi bir spor merkezindeki çalıştırıcılar nezaretinde daha sistematik bir çalışma (work-out) yapılmalıdır.

Kas geliştirici egzersizler derken tabii ki bu yaşta 'vücut yapmak'tan bahsetmiyorum. Kas kitlemizi korumak ve hatta artırmak bizi daha 'fit' yapmanın ötesinde ileride önemli sorun teşkil edebilecek birçok marazadan korur. Gövde (core) kasları dediğimiz karın ve sırt-bel kaslarının güçlendirilmesi duruşumuzu (posture) korumak ve ileride oluşabilecek kamburlaşma, bel fıtığı, karın fıtığı gibi sorunlardan korunmak için elzemdir.

Bacak kaslarının güçlendirilmesi ise yere sağlam basacak dengeyi sağlamamız ve ayrıca diz ve kalça eklemlerini desteklemek ve dejeneratif artritten korunmak için önemlidir.

Kollarımızı sandığımızdan fazla kullanıyoruz. Kollar denge sağlamak için kullandığımız ve tehlike durumlarında bizi düşmekten koruyan çok önemli uzuvlardır. Kol kaslarının güçlendirilmesi bizi bu tür tehlikelerden koruduğu gibi estetik olarak da daha sağlıklı ve güzel bir görüntü verir. Özellikle kadınlarda üst kol bölgelerinde zamanla görülen pörsümenin tek çaresi bu bölgelerdeki kasları çalıştırmaktır. Herkesin kendi yaşına, bünyesine ve şartlarına uygun aktiviteyi seçerek (ve doktoruna danışarak) bunu bir yaşam tarzı haline getirmesi ve haftada 3 defa 45 dakikayı fiziksel aktiviteye ayırması sağlıklı bir kiloya ulaşmak ve korumak için elzemdir. Bu aktivite sağlığınızın en önemli sigortasıdır.

Unutmayın, sağlığı için zaman ayırmayanlar,
ileride o zamanı hastalıkları için ayıracaklardır!

8. Stresten Uzak Durun

Kalp hastalıkları, hipertansiyon, kanser gibi hastalıkların risk faktörlerinden bahsedilirken stres hep en son sıralarda gelir. Son yıllarda stresin mekanizması ve etkileri daha iyi anlaşıldıkça bir risk faktörü olarak önemi de anlaşılmaya başlandı.

Stresin azı karar, çoğu zarar!

Stres, aslında organizmamızın ilkel ve doğal bir korunma mekanizmasıdır. Bir tehlike anında stres hormonları (adrenalin ve kortisol) salgılanır. Bu hormonlar kişiyi kendini korumak için kavga etme veya kaçmaya hazırlar (fight or flight response). Ani stres durumlarında kalp atımlarında hızlanma, tansiyonda yükselme, solunum hızında artma, dikkatte artma, göz bebeklerinde genişleme, kas damarlarında genişleme, cilt damarlarında büzüşme ve birçok metabolik değişiklikler olur.

Günümüzde artık yaşamı tehdit eden tehlikelerle pek karşılaşmıyoruz ama yine de bizi strese sokan birçok durumla karşılaşıyoruz. Stres ve buna karşı metabolizmamızın verdiği cevap kişiyi uyanık, enerjik ve zor durumlarla baş etmeye hazırlıklı hale getirir. Bu bakımdan sağlıklı ve yararlı bir reaksiyondur, ancak bu durum sürekli bir hal aldığında (kronik stres) zararlı etkileri ortaya çıkmaya başlar.

Orta yaşlar kronik stresin en sık görüldüğü yaşlardır. Yıllar geçtikçe hayatın ağırlığı belirgin bir şekilde omuzlara biner.

Gençlik yıllarının sorunları hallolurken yeni sorunlar ortaya çıkar. Büyümüş çocukların sorunları ve masrafları, gelecek endişesi, yaşlı ebeveynlerin sağlık sorunları ve yavaş yavaş kendimizde görülmeye başlanan sağlık sorunları dalga dalga üstümüze gelir. Bu faktörlerin yarattığı ruhsal sıkıntıların yanı sıra stres başta hipertansiyon olmak üzere sağlığımızı bozan hastalıklara bir davetiyedir.

Kronik stresin en sık görülen nedenleri

- Maddi sorunlar,
- İş hayatında sorunlar,
- Aile hayatında sorunlar ve boşanma,
- Ailede ölüm,
- Gelecek kaygısı,
- Sağlık kaygısı,
- Evlatlarla ilgili sorunlar,
- Sosyal sorunlar.

Kronik stresin zararlı etkileri

- **Hipertansiyon:** Stres hormonlarının sürekli salgılanması damarlarda büzüşmeye, vücutta su ve tuz tutulmasına neden olarak eğilimi olanlarda hipertansiyona neden olur.
- **Kalp krizlerine zemin hazırlar:** Özellikle ani üzüntü ve sinirlenmeler ani tansiyon yükselmelerine neden olarak kalp krizlerini tetikleyebilir.
- **Bağışıklık sisteminde zayıflama:** Başta kortisol olmak üzere stres hormonlarının sürekli salgılanması bağışıklık sistemini zayıflatır ve enfeksiyonlara zemin hazırlar. Bu olgunun en basit örneği, büyük üzüntülerin yaşandığı durumlarda dudakların 'uçuklaması'dır. Bu olgu bağışıklık sisteminin zayıflaması sonucu 'herpes' virüsünün meydanı boş bularak

hastalık oluşturmasıdır. Stres, dudak uçuklamasından öte çok daha ciddi kronik hastalıklara neden olabilir.

- **Uyku bozuklukları:** Kronik stresin en çok vurduğu fonksiyonlardan biridir. Kronik uykusuzluk da hem psikolojik hem de fiziksel olarak kişiye zarar verir.
- **Sinirlilik.**
- **Panik ataklar:** Kronik stres zamanla anksiyeteye neden olur. Bu durum kişi tarafından tolere edilemediği noktada 'lastik patlar'!
- **Depresyon:** Kronik stresin en ağır sonuçlarından biridir. Depresyon, kişinin yaşam kalitesinde ciddi bir düşüşe neden olmasının yanı sıra kalp-damar hastalıklarında ölüm için çok önemli bir risk faktörü oluşturur.
- **Migren tipi baş ağrıları:** Gerginlik, uykusuzluk ve birçok değişik faktör baş ağrılarına neden olur.
- **Kötü alışkanlıklara eğilim:** Kronik stres birçok kişide sigara ve alkol tüketiminde artışa neden olur.
- **Cinsel dürtülerde ve iktidarda azalma:** Kronik stres ve depresyon gerek erkek gerekse kadınlarda cinsel arzularda ve iktidarda azalmaya neden olan en önemli faktörlerden biridir.
- **Yeme bozuklukları:** Birçok kişi stres altındayken ya yemeden içmeden kesilir veya kendini rahatlatmak için aşırı yemek yemeye yönelir.
- **Sosyal sorunlar:** Kronik stres altında olan birçok kişi sosyalleşmekten kaçınır, insan içine çıkmaz olur veya kişilerle gergin bir ilişkiye girer.
- **Stres ve kanser:** Kronik stres ve kanser arasında doğrudan bir ilişki tespit edilmemişse de bağışıklık sisteminin zayıflaması kanseri kontrol altında tutan enzim sistemlerinin zayıflamasına neden olur. MD Anderson kanser

merkezinde yapılan bir çalışma stres hormonlarının kanser hücrelerinin ölümüne neden olan bazı enzimleri baskıladığını ve kanser hücrelerinin yayılmasını kolaylaştırdığını göstermiştir. Tıbbi gözlemler de kansere yakalanan birçok kişinin yakın geçmişte büyük üzüntü ve kronik stres yaşadıklarını göstermiştir.

Rahmetli annem ve babamın rüya gibi bir evlilikleri vardı. 45 yıllık büyük bir aşk yaşadılar. Her şeyden önce çok iyi dosttular. 60 küsur yaşlarındayken dahi koltukta liseli âşıklar gibi gülüştüklerini iyi hatırlarım. Annem babamın, babam da annemin gözünün içine bakar, birbirlerinin üzerine titrerlerdi. Annemi 67 yaşındayken bir beyin kanaması sonucu zamansız kaybettik. Babamın acısını tarif etmek mümkün değil! Hayatının aşkını, en iyi arkadaşını ve eşini kaybetmişti. Annemin ölümünden sonra babam sudan çıkmış balığa döndü, yaşama sevincini ve arzusunu kaybetti, derin bir depresyona girdi. Acısı külleneceğine derinleşti. Yeni gelen torun dahi onu neşelendirmeye yetmedi. Annemin ölümünden yaklaşık bir sene sonra babama kanserlerin en habisi, pankreas kanseri teşhisi kondu.

Büyük üzüntüler ve kronik stres bağışıklık sistemini dümdüz ediyor ve her türlü hastalığa zemin hazırlıyor.

Özetle: Stres tam bir ömür törpüsü!!!

Görüldüğü üzere, kronik stres başta kalp hastalıkları olmak üzere birçok kronik hastalıkta çok ciddi bir risk faktörüdür. Genellikle yeteri kadar önemsenmeyen bu durum ileride telafisi çok zor durumlara neden olabilir. Stresin kontrol altına alınması çok önemlidir.

Stresten korunmanın yolları

Çok kolay! Stresten korunmak için öncelikle stresi yaratan

faktörleri ortadan kaldırmak gerekiyor.

Yok be, kolaysa sen kaldır!!!

Şaka bir yana, stres yaratan faktörleri ortadan kaldırmak neredeyse imkânsız. Maddi sorunlar, işsizlik, ailevi sorunlar... Öyle ha deyince ortadan kalkmıyor.

Bu işin püf noktası, mevcut stres faktörlerine rağmen stresle başa çıkarak hafifletmek.

İşte stresten kaçınmak veya stresle baş etmenin bazı yolları

- **Sizi rahatsız eden konuları tartışmaktan kaçının:** Çoğu zaman para, din, iş ve politika gibi konular kişide stres yaratır. Gerekmedikçe size rahatsızlık veren konuları tartışmaktan kaçının.
- **Sizi rahatsız eden kişilerden ve ilişkilerden kaçının:** Hepimizin iş, aile ve sosyal çevresinde düşüncesiz, saygısız, agresif, tartışmacı ve genel anlamda sevimsiz kişiler vardır. Bu kişilerle sosyalleşmekten kaçının veya büsbütün hayatınızdan çıkarın.
- **Yapabileceğinizden fazla iş veya sorumluluk yüklenmeyin:** On işin dördünü yapamayıp altısını yarım yamalak yapacağınıza 5 işi tam yapın. Moraliniz düzelecektir.
- **Zamanınızı programlayın:** Liste yapın, tamamladığınız işlerin üzerini çizin.
- **Duygularınızı ifade edin:** Kırgınlıklarınızı, kızgınlıklarınızı içinize atmayın. Bu duyguları sakin bir şekilde ifade etmediğiniz takdirde içinizde büyüyecek, kontrolden çıkacaktır.
- **Uzlaşmaktan kaçınmayın:** En önemli stres kaynaklarından biri aile veya iş ortamlarında oluşan gerginliklerdir. Bu durumlarda en kolay ve sağlıklı çözümler karşılıklı uzlaşma ile olur.

- **Olaylara geniş zamanlı bakın:** Bu problem gerçekten çok mu önemli? Bir ay sonra bu durum hâlâ önemli olacak mı?
- **Durumlara olumlu yönden bakın:** Her olay, ne kadar can sıkıcı olursa olsun olumlu bir sonuç doğurabilir. Kötü bir ilişki veya işin son bulması yeni fırsatlara zemin oluşturabilir.
- **Affedin:** Kimse mükemmel değildir. Size üzüntü veren kişilere değer veriyorsanız onları affedin.
- **Unutun:** Özellikle uğranılan haksızlıklar kişide derin yaralara neden olabilir ve telafisi yoktur. Bu durumda yapılacak en iyi şey unutmaktır.

Stres hayatımızın ve çağımızın bir gerçeği! Stresten kaçınmak da her zaman mümkün olmayabilir. Bu durumda 'stres azaltma yöntemleri' ile stresin zararlı etkilerinden bir ölçüde korunma sağlanabilir.

Stres azaltma yöntemleri

- **'Time out' alın:** Stres düzeyinizin arttığını hissettiğiniz zaman kısa da olsa bir mola alın. Bulunduğunuz ortamdan uzaklaşın, bahçeye çıkın, bakkala gidin, en azından yan odaya geçin. 5-10 dakika dahi olsa rahatlayın.
- **Gün içinde 15-20 dakika şekerleme yapın:** Gün içinde 15-20 dakika şekerleme yapmanın stres düzeyini azaltmak ve pilleri şarj etmek bakımından sonsuz faydaları vardır.
- **Düzenli spor yapın:** Sporun önemini ne kadar vurgulasam azdır. Düzenli sporun genel sağlık ve kilo kontrolü bakımından öneminin yanı sıra psikolojimiz üzerine de çok olumlu etkileri vardır. Efor ile olumsuz düşünceler azalır, gergin kaslar yumuşar, endorfin hormonunun salgılanması ile de iyilik ve mutluluk hali oluşur.
- **Şeker ve kafein tüketiminizi sınırlayın:** Şeker ve kafein

enerji ve zindelik verirken fazlası sinirliliğe neden olur.

- **Pozitif insanlarla beraber olun:** Neşeli ve iyimser insanların çevrelerine de bu pozitif enerjiyi yaydıkları bilinir. Sıkıntılı zamanlarda neşeli dostlarla zaman geçirmek gerekli bir 'es' olabilir.
- **Doğada zaman geçirin:** Doğanın rahatlatıcı etkisi tartışılmazdır. Yarım saatliğine bir parka gitmek dahi stres düzeyinde önemli bir azalmaya neden olur.
- **Rahatlama egzersizleri yapın:** Derin nefes egzersizleri ve progresif kas gevşeme egzersizleri fiziksel gevşeme ile birlikte ruhsal gevşemeyi sağlar.
- **Meditasyon ve yoga:** Öğrenmesi ve uygulaması biraz zor ve zahmetli olmakla birlikte stres azaltması konusunda en etkili yöntemlerden olduğu kabul edilir.
- **Gülün.**

Kronik stres psikolojik ve fiziksel olarak zarar vermeye başlıyorsa ve eğer anlattığımız önlem ve yöntemleri etkili bir şekilde uygulayamıyorsanız, profesyonel yardım alma zamanı gelmiş olabilir. Çok zaman kişiler ruhsal sorunlarını paylaşmak ve yardım istemekten kaçınır. Bu bir şeker hastasının gerekli tedaviyi almaması kadar ciddi sonuçlar doğurabilir. Bir psikiyatrist veya klinik psikolog sorunlara uzman gözüyle yaklaşıp gerekli tedaviyi verecektir.

9. Sağlıklı Beslenin

Uzun süreli, geniş tabanlı bilimsel (epidemiyolojik) çalışmalar taze meyve ve sebzelerden zengin beslenen toplumlarda kalp hastalıkları ve kanser görülme oranının diğer batı toplumlarına göre %40 daha az olduğunu göstermektedir. Bu toplumlarda yaşam süresi ve kalitesi de belirgin olarak daha yüksektir.

> "Let food be thy medicine and medicine be thy food/
> Gıdanız ilacınız ve ilacınız gıdanız olsun..."
> *Hipokrat*

Tıbbın babası olarak anılan Hipokrat, binlerce yıl önce gıdalar ile sağlık arasındaki yakın ilişkiyi tespit etmiş, ancak modern tıp bu olguyu yeni keşfetmeye başlamıştır. Gıdalarımız, beslenmemizi sağlamanın ötesinde sağlığımızı yakından ilgilendiren ve etkileyen çok önemli moleküller içerir. Özellikle bitkisel kökenli gıdalarımız ilaç niteliği taşıyan çok önemli 'fitokimyasal' moleküller içerir. Çoğunun asıl görevi bitkiyi hastalıklardan korumak olan bu moleküllerin aynı zamanda insanda anti-biyotik, anti-oksidan, anti-kanserojen, hormonal ve anti-enflamatuar özellikleri vardır.

Epigenetik ve nutrigenomics

Son yıllarda kalp-damar hastalıkları, kanser ve yaşlanma üzerine yapılan çalışmalar, genlerimize işaret etmektedir. Bazı hastalıklara neden olan aileden gelme genlerimiz ötesinde, çevresel faktörlerin genlerimize olan etkileri mercek altına alınmaya başlanmıştır. Epigenetik denilen bilim kolu, çevre faktörlerinin genlerimizin işleyişi üzerine olan etkilerini incelemektedir. Genetik yapımızda kötü genler olduğu gibi iyi genler de mevcuttur. Bu genlerin hepsinin de bir 'açma-kapama düğmeleri' vardır. Örneğin kansere neden olduğu bilinen genler vardır, bunlara 'oncogenes' denir, bir de kanser oluşumunu baskılayan genler (suppresor genes) vardır. Aynı şekilde, kalp hastalıkları, şeker hastalığı ve hatta yaşam süremizi belirleyen genler (longevity genes-sirtuins) vardır. Hangi genlerin nasıl ve ne ölçüde faaliyet gösterecekleri (genetic expression), hangilerinin düğmelerine basılacağına bağlıdır. Bu düğmeler de yaşam tarzımızdır. Yaşamımızda çok önemli bir yer tutan beslenmemiz bu genlere olan etkileriyle sağlığımızda çok önemli belirleyici rol oynar. Besinlerin genetiğimize olan etkilerini inceleyen bilim dalına da 'nutrigenomics' denmektedir.

Harvard Üniversitesi'nde yapılan ve çok ses getiren bir çalışma, kara üzüm çekirdeğinde yoğun olarak bulunan 'resveratrol' maddesinin yaşlanmayı geciktiren 'sirtuin' genlerini aktive ettiğini göstermiştir. Öte yandan brokolinin içinde bulunan 'sulforaphane' maddesinin metabolizmamızın doğal anti-oksidan sistemlerini kontrol eden genlerin 'Nrf2' enzimini aktive ederek çalıştırdığı ve bu yolla kalp-damar hastalıkları ve kanserden korunma sağladığı gösterilmiştir.

Bu yeni keşifler, hastalıklar ve yaşlanma üzerine görüşlerimizde önemli değişikliklere neden olmuştur. Eskiden genetik mirasımızı 'kader gibi' görürken, artık yaşam tarzımızın ve beslenmemizin hastalıkların önlenmesinde ve hatta tedavisinde ne kadar önemli olduğunu anlamaktayız.

Inflammation (yangı)

Son yıllarda sağlığımızı ve hastalıklarımızı belirleyen çok önemli faktörlerden biri olan yangı (chronic inflammation) üzerinde çok durulmaya başlanmıştır. Bağışıklık sistemimizin bakteri ve virüslere, alerji yaratan maddelere karşı gösterdiği doğal ve faydalı bir reaksiyon olan yangı kronik bir hal aldığında dokularda ve özellikle DNA'mızda hasara neden olur. Bu hasar kalp-damar hastalıklarına neden olan arteriyoskleroz ve bazı kanserler için zemin hazırlar. Kronik yangının, damarlara yağların oturmasına ve damar tıkanıklıklarına neden olan en önemli faktörlerden biri olduğu düşünülmektedir.

Yapılan araştırmalar, yediğimiz bazı gıdaların yangıya neden olurken bazılarının da aksine yangıyı bastırdığını göstermektedir. Doymuş yağlar ve şeker gibi gıdalar ile sigara ve stres gibi faktörler yangıya neden olurken, başta zeytinyağı, balık (omega-3 yağlar) ve brokoli gibi gıdaların, Aspirin ve genel anlamda anti-oksidanların yangıyı bastırmakta önemli rolleri olduğu anlaşılmaktadır.

Yangının hastalıkların oluşumundaki rolü daha iyi anlaşıldıkça sağlıklı beslenmenin de önemi artmaktadır. Örneğin kötü beslenme sonucu oluşan obezite bir noktadan sonra yağ dokularında yangıya neden olan bazı maddelerin (adiponectin, Resistin, TNFα, Leptin, cytokines, IL6 gibi) salgılanmasına sebep olur. Bu maddeler kronik yangıyı daha da artırır. Kronik yangı da bir süre sonra şeker ve kolesterol metabolizmasında aksamalara neden olarak obeziteyi daha da artırır.

Anti-oksidanlar ve fitokimyasal maddeler

Gerek dışarıdan aldığımız gerekse metabolizmamızın yarattığı 'oksidan' toksik maddeler (serbest oksijen radikaller) dokularımıza ve özellikle DNA'mıza karşı sürekli bir yıpratma harekâtı içindedir. Bu yıpranma kanser ve kalp-damar hastalıkları için bir zemin hazırlamaktadır. Bağışıklık ve koruma sistemlerimiz bu gibi olaylara karşı sürekli bir müdafaa içinde olmakla birlikte gerek bu sistemleri uyarmak, gerekse doğrudan anti-oksidan desteği için aldığımız gıdalar çok önemlidir. Taze meyve ve sebzeler bu gerekli anti-oksidanların tek kaynağıdır. Klasik anti-oksidanlar A, C ve E vitaminleri ve selenyum gibi minerallerin yanı sıra meyve ve sebzelerde anti-oksidan özelliği taşıyan yüzlerce fitokimyasal madde vardır. Bu moleküller aynı zamanda anti-enflamatuar ve anti-kanserojen özelliklere sahiptir (Sulforafan, Likopen ve Resveratrol gibi).

Çoğu zaman insanlar ve hatta bilim insanları gıdaların ve bitkilerin iyileştirici özelliklerini ciddiye almazlar. Bu konular gündeme geldiğinde 'alternatif tıp' veya 'kocakarı ilacı' yakıştırmaları yapılır.

Gözden kaçırılan (veya göz ardı edilen) gerçek, tıpta devrim yaratan ne kadar ilaç varsa çoğunluğunun bitkisel kökenli olduğudur!

Bazı örnekler

- **Aspirin:** Asrın harika ilacı. Ağrı kesici, ateş düşürücü, kan sulandırıcı, anti-enflamatuar ve hatta kanserden koruyucu. Söğüt ağacı kabuğundan.
- **Morfin:** Dünyanın en güçlü ağrı kesici ilacı. Haşhaştan.
- **Kodein:** Dünyanın en güçlü öksürük kesici ilacı. Haşhaştan.
- **Digoxin:** Kalp yetmezliğinin yegâne ilacı. Boru çiçeğinden (Digitalis Purpurea).
- **Penisilin:** Anti-biyotiklerin kralı. Küf mantarından.
- **Cyclosporin A:** Organ nakli (transplantasyon) cerrahisinde devrim yaratan ilaç. Küf mantarından.

- **Kinin:** Sıtma hastalığının yegâne tedavisi. Kına kına ağacının yapraklarından.
- **Vincristin ve Vinblastin:** Kanser kemoterapisinde kullanılan önemli ilaçlardan. Periwinkle çiçeğinden.
- **Atropin:** Göz hastalıkları ve anestezide kullanılan temel ilaçlardan biri. Güzelavratotundan.
- **Taxol:** Meme kanserinde devrim yaratan ilaç. Pasifik yev ağacının kabuğundan.
- **Kolesterol düşürücü statinler:** Milyonlarca insanın kolesterol için kullandığı statin ilaçları da yine bir küf mantarından üretilmiştir.

Benzeri yüzlerce ilaç bitkilerden elde edilmiştir ve edilmektedir

Tabii ki 'ilaç kullanmayın, kendinizi otlarla, gıdalarla tedavi edin' demiyorum. Farmakoloji ve tıp bilimi bu maddeleri bulup insanlık yararına sunuyor zaten. Vurgulamak istediğim nokta, birçok doğal gıdanın sağlığımıza çok olumlu yönde etki yapan özelliklerinin olduğudur.

Gıdaları tek tek 'ilaç niyetine' yemek yerine, sağlıklı gıdaları çeşitli ve dengeli bir şekilde yediğimiz takdirde zaten ilaca pek ihtiyacımız kalmayacaktır.

Orta yaşlarda beslenme

Başta Amerikan Gıda ve Tarım Bakanlığı (USDA) olmak üzere birçok 'bilimsel' kuruluş ve beslenme uzmanı, beslenmenin yüzde kaçının proteinden, yağdan ve karbonhidratlardan gelmesi gerektiği konusunda zaman zaman açıklamalarda bulunurlar. Beslenme piramidi ve beslenme tabağı gibi temsili şemalarla beslenme alışkanlıklarımızı yönlendirmeye çalışırlar. Her şeyden önce, bırakın sıradan vatandaşı, böyle bir hesaplamayı uzmanlar bile zor yapar ve pratik olarak mümkün değil.

Öte yandan, bu tavsiyelerin yayınlanmaya başlandığı 80'li yıllardan bu yana şişmanlık (obezite) ve şeker hastalığı 4 kat, kalp-damar hastalıkları da 3 kat arttı. Besbelli bir şeyler doğru değil. Bu tür afakî ve uygulanması mümkün olmayan yönlendirmelere itibar etmeyin.

Orta yaşlarda doğru beslenme gençlik yıllarına göre çok farklıdır!

Bu yaşlarda metabolizmada ve genel olarak fizyolojimizde önemli değişikliler olmaya başlıyor. 30'lu yaşlardan itibaren başta büyüme hormonu (somatotropin) ve cinsel hormonlarda azalma nedeniyle oluşan kas kaybı metabolizmanın yavaşlamasına neden oluyor. Buna paralel olarak da kalori ve 'yapıtaşı' besin ihtiyacı azalıyor. 20'li, 30'lu yaşlardaki beslenme miktarı ve alışkanlıkları daha ileri yaşlarda sürdürüldüğü takdirde bunun sonucu şişmanlama ve birçok kronik hastalığa zemin hazırlamadır.

Çocukluk ve gençlik yıllarında protein ağırlıklı bir beslenme büyüme ve gelişme için gerekli iken, orta yaşlarda artık büyüme durduğu için proteinlere ihtiyacımız azalıyor. Özellikle hayvansal proteinler karaciğerden IGF-1 (insülin like growth hormone/insüline benzer büyüme hormonu) salgılanmasına neden oluyor. IGF-1, çocukluk ve gençlik yıllarında beyinden salgılanan 'büyüme hormonu' ile birlikte büyüme ve gelişmeyi sağlıyor ama orta yaşlarda aynı hormon hücrelerimize 'bölünün' ve 'büyüyün' mesajı vermeye devam ettiğinden yaşlanmayı ve 'kanserleşmeyi' tetikliyor. İlginç olan, baklagillerden ve brokoli gibi proteinden zengin sebzelerden alınan bitkisel proteinlerin böyle bir etkisinin olmadığıdır.

Hayvansal protein dendiğinde eti kastediyoruz. Et denince

de tabii mangalda veya ızgarada pişmiş etler, kebaplar akla geliyor. Vejeteryan değilim ve güzel bir kebabı benden daha çok seven biri olmasın ama işin doğrusu, yüksek ısıda pişmiş etlerin bir diğer zararı da pişme sırasında etlerde oluşan kanserojen maddelerdir (heterosiklik aminler ve polisiklik aromatik hidrokarbonlar) başta sindirim sistemi kanserleri (yemek borusu, mide, pankreas, kalınbağırsak) olmak üzere kanser oluşumu için ciddi risk faktörleridir. Öte yandan, yine etlerin kızartılmaları sırasında ortaya çıkan, AGE denen maddeler (Advanced Glycation End Products) enflamasyon ve kalp-damar hastalıkları için önemli risk faktörleridir.

Daha bitmedi, hayvansal proteinlerin sindirilmesi ile ortaya çıkan aminoasitler (lesitin, kolin, karnitin) bağırsak bakterileri tarafından trimethylamine'e dönüştürülür. Trimethylamine ise bağırsaklardan emilip kana geçtikten sonra karaciğer tarafından trimethylamine-N-Oxide (**TMAO**) denilen bir maddeye dönüştürülür. TMAO enflamasyona neden olmak suretiyle koroner arter hastalığının oluşumunda önemli rol oynar. Cleveland Clinic'te yapılan araştırmalar, et yiyen kişilerin kan TMAO düzeylerinin yemeyenlere göre çok yüksek olduğunu ve bu yüksekliğin kalp hastalıkları ile doğrudan ilişkili olduğunu göstermiştir.

Protein ağırlıklı beslenmeyi öneren zayıflama diyetleri bu bakımdan uzun vadede son derece sakıncalıdır.

Özetle, orta yaşlarda hayvansal proteinleri (et, tavuk, balık) azaltmakta büyük fayda var. Bunları haftada birer gün ile kısıtlamalıyız.

Bizi yaşlandıran faktörlerden konuşurken, dâhili ve harici 'oksidan' maddelerin yarattığı 'oksidatif stres' ve yangıdan (enflamasyon) bahsetmiştik. Metabolizmamızın bir yan ürünü olarak ortaya çıkan 'serbest oksijen radikalleri' ve dışarıdan aldığımız sigara dumanı, kimyasal gıda katkı maddeleri, trans yağlar, işlenmiş sıvı yağlar ve doğal olmayan her türlü faktör hücrelerimizde oksidatif stres ve enflamasyona neden olur. Bu olaylar da hücrelerimizde yıpranmaya, DNA hasarına, yaşlanmaya ve kronik hastalıkların (kanser, kalp-damar hastalıkları) oluşumuna zemin hazırlar.

Oksidan maddelerin panzehiri anti-oksidanlardır.

Oksidan maddeleri etkisizleştirmenin ve enflamasyonu söndürmenin yegâne yolu anti-oksidanlardan zengin bir beslenme şeklini benimsemektir. Anti-oksidanların da yegâne kaynağı meyve, sebze ve yeşillikler, yani bitkilerdir. Bu gıdalar içerdikleri vitamin ve minerallerin ötesinde anti-oksidan ve faydalı özelliği olan yüzlerce fitokimyasal maddelerden zengindir. Özellikle faydalı olan bu gıdaları 'süper gıdalar' bölümünde detaylı olarak göreceğiz.

Orta yaşlarda beslenme dengesinin hayvansal gıdalardan bitkisel gıdalara kaydırılması en sağlıklısıdır.

"Fiziksel ve zihinsel verimlilik için oruç tutarım..."
Eflatun

10. Oruç Tutun

Kaşlarınızın kalktığını görür gibi oluyorum. Hemen belirteyim, burada söz konusu olan oruç, dini anlamda oruç değil, 12 saatten fazla bir süre kalori almamaktır. Su ve kalorisiz içecekler alınabilir.

Dünyanın tüm din ve kültürlerinde oruç uygulaması vardır ve hep orucun sağlığa olan faydalarından bahsedilir. Son yıllarda yapılan bilimsel çalışmalar orucun (veya uzun süre kalori almamanın) çok şaşırtıcı faydalarını ortaya koymuştur.

İnsanın yüzbinlerce yıllık evrimi sırasında bolluk-kıtlık ve buna paralel olarak açlık-tokluk dönemleri yaşanmış, insan fizyolojisi ve metabolizması buna adapte olmuştur. Bolluk dönemleri üreme ve büyüme, açlık dönemleri ise birazdan göreceğimiz özel bazı mekanizmaların devreye girmesi ile tamirat ve bir tür bahar temizliği için değerlendirilir.

Enerji çarkı nasıl dönüyor?

Yediğiniz kuvvetli bir yemeğin sindirilmesi, kana karışması ve besinlerin kullanılması veya fazlasının depolanması işlemi yaklaşık 4-5 saat sürer. Bu süre içinde kanda şeker ve yağ seviyesi önce yükselir, sonra da bu 4-5 saat sonunda tekrar düşmeye başlar. Nitekim bir süre sonra beyinden 'acıkma' sinyalleri gelmeye başlar ve sonraki yemek ile birlikte bu çark tekrarlar. Ama diyelim ki bu sürenin sonunda yemek yemediniz. Ne yapıyor metabolizmamız? Hiç önemli değil, her şeyin bir çaresi var. Karaciğer ve kaslarda daha önce depolanmış 'depo şeker' (glikojen) devreye giriyor ve enerji ihtiyacımız için kullanılıyor. Glikojen depolarımızın da ömrü yaklaşık 6-7 saattir. Eee, yemekle gelen besinler bitti, glikojen depoları da tükendi, ne olacak şimdi? Onun da çaresi var, Metabolizmamız en önemli rezervi olan yağlara yöneliyor ve onları enerji olarak kullanıyor. Yani metabolizmamız son yemekten yaklaşık 12 saat sonra 'yağ yakma' moduna giriyor.

Ama asıl olay şimdi başlıyor. Metabolizmamız hafiften bir 'kıtlık' durumu olduğunu sezinleyip bazı 'koruma' mekanizmalarını harekete geçiriyor. Bunların başında 'FOXO' geninin uyarılması gelir. FOXO, hücrelerimizin çöpçüleri olan 'lizozomları' uyararak hücre içindeki eskimiş ve DNA'sı bozulmuş yapıları ve proteinleri 'yemeye' başlar. Buna otofaji (kendi kendini yeme) denir. FOXO, aynı zamanda hücrelerimizin içindeki bazı tamirat genlerini de uyararak yeni ve taze yapıların üretilmesini sağlar, yani hücre içinde bir bahar temizliği, geri dönüşüm ve tazelenme hareketi gelişir. İşte bu 'otofaji' olayı son yıllarda, anti-aging araştırmalarının merkezine oturmuştur.

Kalori kısıtlamasının canlıları kronik hastalıklardan koruduğu ve ömrünü uzattığı uzun yıllardır biliniyor. %25'lik bir kalori kısıtlamasının (insan için örnek verirsek, 2000 kalori yerine 1500 kalori ile beslenildiğinde) ömür beklentisini %10-15 artırdığı deneysel olarak gösterilmiştir. Ancak bunu bir yaşam tarzı haline getirmek (calorie restriction lifestyle) pratikte çok zordur. Illinois Üniversitesi'nden Prof. Krista Varady ve California Üniversitesi'nden Prof. Valter Longo ve Johns Hopkins Üniversitesi'nden Prof. Mark Mattson, zaman zaman oruç tutmanın kalori kısıtlamasına benzer çok faydalı etkiler yarattığını göstermişlerdir.

Orucun faydaları

- Kan şekerinin düşmesini ve normalleşmesini sağlar,
- Kan insülin seviyesinin düşmesini ve normalleşmesini sağlar, iştah azalır,
- Varsa, insülin direncini kırar, oluşmasını önler,
- Enerji metabolizmasının daha verimli olmasını sağlar,
- 12. saatten sonra yağ yakılmasını sağlar,
- Kan kolesterol tablosunda iyileşme sağlar,
- Hücrelerde 'otofaji' tetikler,
- Gençlik ve koruma genlerini (sirtuinler) aktive eder,
- Gençlik hormonu 'somatotropin' salgılanmasına neden olur,
- Enflamasyonu (yangı) baskılar,
- Yaşlanmaya neden olan IGF1 hormonunun yapımını ve salgılanmasını baskılar,
- Beyinden 'nörotrofik faktörler' denilen hormonların salgılanmasına neden olarak beyin sağlığını korur, Alzheimer hastalığına karşı koruma sağlar.

Oruç uygulamasıyla yağ yakmak suretiyle kilo verebilir, şeker ve kolesterol tablosunda iyileşme sağlayabilir, kronik hastalık risk faktörlerini azaltabilir, daha enerjik olabilir, sağlıklı ömür beklentisini artırabilir ve gerçek anlamda gençleşme sağlayabiliriz. Belirli zamanlarda oruç tutmanın gerçekten sonsuz faydaları var.

Nasıl yapalım?

En klasik yöntem, Ramazan orucuna benzer oruç şeklidir. Akşam saatlerinden (arada sahur yok) ertesi gün güneş batımına kadar (su hariç) gıda almamaktır. Etkili fakat uygulaması biraz zor bir yöntemdir.

Orucun etkilerinden maksimum fayda sağlamak için 16

saatlik bir 'kalorisizlik' süresi gerekiyor. Bunun da en pratik yolu (*30 Günde 10 Yıl* kitabında detaylı olarak anlattım) akşam 8'den ertesi gün 12'ye kadar gıda almamaktır. Bu yöntemle kahvaltı atlanıyor ve sadece 4 saatlik bir açlık yaşanıyor. Buna da çok çabuk alışılıyor. 12 ile akşam 8 arasında aşırıya kaçmamak kaydıyla normal yenilebiliyor. Bu yöntemi ihtiyacınıza ve yaşam programınıza göre, her gün veya haftada 2-3 gün uygulayabilirsiniz.

> Siz sormadan ben söyleyeyim, şekeriniz, tansiyonunuz düşmez. Kahvaltı günün en önemli öğünü değildir ve öğün atlamak zararlı değildir.

Bir başka yöntem, bir gün normal beslenmeyi takiben diğer gün, gün ortasında yenilen tek bir 500 kalorilik öğün ile günaşırı oruç (kalori kısıtlaması) uygulamasıdır. Bu da aynı oranda efektif bir yöntem ama neredeyse bütün gün aç kalmayı gerektiriyor.

Zaman zaman yapılan oruç uygulamasıyla metabolizma normalleşiyor, hücrelerimizde bir bahar temizliği ve gençleşme oluyor. Kilo vermek de cabası!

> "Oruç en iyi tedavidir, içimizdeki hekim..."
> *Hipokrat*

Yedinci Bölüm:

SAĞLIKLI VE GENÇ KALMAK İÇİN 12 SÜPER GIDA

Dünyanın en uzun ve en sağlıklı yaşayan dünya ve özellikle Akdeniz bölgesi toplumlarını inceleyen bilim insanları bu olgunun sırlarını yavaş yavaş çözmeye başladılar. Blue Zones bölgelerinde gözlemlenen aktif ama stressiz yaşam tarzının yanı sıra bu toplumların beslenme alışkanlıkları incelendiğinde, insanların çok doğal, çok basit ama çok kaliteli beslendiği görülmektedir. Her şeyden önce, bugün 'modern' Batılı toplumların beslenmesini oluşturan 'işlenmiş' gıdaların (hazır yemekler, soslar, salam, sosis, pastalar vb) bu toplumlarda nerdeyse hiç kullanılmadığı görülmektedir. Meyve ve sebzeler 'mevsiminde' yenilmekte, turfanda veya sera işi gıdalara itibar edilmemektedir. Kırmızı et az, balık bol tüketilmektedir. Zeytinyağı her şeye giriyor, salatalar her sofranın olmazsa olmazı. Öyleyse Akdeniz mutfağının 'süper' gıdaları ile tanışmanın tam vakti!

ZEYTİNYAĞI

Uzun yaşayan Akdeniz halklarının mucize gıdası, 'sıvı altın'!

Akdeniz mutfağının vazgeçilmez unsuru zeytinyağı binlerce yıl bölgede bir gıda, ilaç ve para birimi olarak kullanılmaktaydı. Tıbbın babası Hipokrat, zeytinyağının 101 faydasını tanımlamıştır. Uzun ve sağlıklı yaşamları ile ünlü Akdeniz toplumlarında yıllık ortalama zeytinyağı tüketimi diğer Batı toplumlarındaki tüketimin yaklaşık 4-5 katıdır.

Zeytinyağı, çoğunluğu oleik asit olan doymamış yağ asitlerinden ve daha az oranda omega-3 ve omega-6'dan oluşur. Kendine has fenolik anti-oksidanlar (tirozol, oleuropein) ve bol miktarda E ve K vitaminleri içerir.

Zeytinyağının faydaları

- İyi kolesterol (HDL) düzeyini artırır, kötü kolesterol (LDL) ve trigliserit düzeyini düşürür.

- Kötü kolesterolün (LDL'nin) damar duvarlarına oturmasını engeller.
- Tansiyon düşürücüdür.
- Kan sulandırıcıdır.
- Anti-enflamatuar (yangı giderici).
- Bu etkileri ile kalp-damar hastalıklarına karşı koruma sağlar.
- Güçlü anti-oksidanları sayesinde DNA hasarını engelleyerek birçok kansere karşı koruma sağlar.
- Bağışıklık sistemini güçlendirir.
- Bağırsak hareketlerini düzenler.

Zeytinyağından bahsederken 'oleuropein'den özel olarak bahsetmeden geçemeyeceğim. Oleuropein, polifenolik bir anti-oksidan olup zeytinyağından ziyade zeytin yaprağında yoğun olarak bulunur. Güçlü anti-oksidan etkisinin yanı sıra çok güçlü bir 'anti-viral' bileşiktir. Uçuklara neden olan 'herpes' virüsüne ve grip virüslerine karşı çok etkili olduğu görülmüştür. Ege'de binlerce yıldır kullanılan zeytin yaprağı çayı ve ekstresi modern tıp tarafından yeni yeni keşfedilmektedir.

Zeytinyağının faydalarından maksimum yarar sağlamak için koyu renk cam şişelerde ambalajlanmış, iyi kalite 'sızma' yağ kullanmak, pişirmekten ziyade çiğ halde kullanmak gerekiyor (kızartma için kullanılan veya çok pişirilen zeytinyağı anti-oksidanlarını kaybeder). Günde ortalama 25 gram zeytinyağı tüketilmesi önerilmektedir.

Zeytinyağının alternatif kullanımları

- **Nemlendirici olarak:** El, ayak ve yüze tatbik edilir. Sızma zeytinyağı anti-oksidanlardan zengin olduğu için cildi nemlendirme ve yumuşatmanın yanı sıra yaşlanmayı geciktiren özelliklere sahiptir. (Kleopatra'nın güzelliğini, muntazaman yaptığı zeytinyağı banyolarına borçlu olduğu rivayet edilir.)

- **Saç güçlendirici:** 1 fincan sızma zeytinyağı saç diplerine masaj ile tatbik edilir, yarım saat kadar dinlendirildikten sonra doğal sabunla yıkanır. Saçlı deriyi ve saç köklerini güçlendirir.
- **Müshil olarak:** Kabızlık durumunda 1 fincan kadar zeytinyağı aç karnına içilir (tek lokmada).
- **Kulak ağrısı için:** Gerek çocuklarda gerekse erişkinlerde kulak ağrısı durumunda 1 yemek kaşığı kadar zeytinyağı kulağa damlatılır, 15 dakika kadar bekletilir.
- **Farenjit durumunda:** Birkaç kaşık zeytinyağı boğazdaki tahrişi alır.

BROKOLİ (VE BROKOLİ FİLİZİ)

Son yılların parlayan yıldızı 'süper sebze' brokolinin faydaları o kadar çok ki, yazmaya korkuyorum doğrusu! Okuyanlar bir süre sonra 'yok artık, kellik, nasır ve hemoroitlere de mi iyi geliyor' diyecekler. Ben yine de anlatayım...

Brokoli, içerdiği zengin vitamin (A, C, K ve Folat), mineral (demir, kalsiyum, magnezyum ve potasyum) ve posa (fiber) içeriğinin yanı sıra önemli anti-kanserojen özelliği olan sulforaphane (sulforafan) maddesi ile gündeme oturmuştur.

Brokoli, besleyici özelliklerinin yanı sıra içerdiği posanın etkisiyle bağırsak hareketlerini düzenler, kabızlığı önler, tok tutar ve en önemlisi yağların emilimini azaltarak kan yağ tablosunun sağlıklı kalmasına, kolesterol düzeyinin düşmesine yardımcı olur. Bu etkilerinin net sonucu, obeziteyi önleyerek bu durumun yarattığı şeker hastalığı ve kalp-damar hastalıklarından korumadır. Bu faydalarının yanı sıra brokoli başta sulforafan olmak üzere çok zengin bir anti-oksidan kaynağıdır.

1992 yılında Johns Hopkins Üniversitesi bilim adamları, sulforafanın anti-kanserojen etkilerini keşfettiler. Sulforafan, vücudumuzda doğal olarak bulunan ve kanserlerle mücadele eden bazı genler ve enzim sistemlerini (Faz II Detoksifikasyon Enzimleri) uyararak kanser oluşumunu engeller, oluşmuş kanserlerin yayılmasını önler ve dahası, kanser hücrelerinin ölümüne (apoptosis) neden olur. Bu çalışmanın ardından dünyanın en saygın üniversite ve kanser merkezlerinde yapılan 500'ün üzerinde bilimsel araştırma bu sonuçları detaylandırıp onaylamıştır.

Minik kanser savaşçıları!

1997 yılında yine Johns Hopkins Üniversitesi'nde yapılan çalışmalar brokolinin tohumdan yeni çıkmış 3-4 günlük filizlerinin sulforafan bakımından erişkin sebzeye göre 20-50 kat daha yoğun olduğunu gösterdi. Yani 50 gram brokoli filizi yemek yaklaşık 2-2,5 kg brokoli yemeye eşdeğerdir. Bu buluşlar sonrasında brokoli filizi bir doğal ürün olarak geliştirilip ABD'de Johns Hopkins Üniversitesi patenti ile 'broccosprouts' adıyla pazarlanmaya başlanmıştır.

> Brokoli filizi kanser riski altında olan kişilere (ailesinde kanser olan kişiler) ve kanser hastalarına beslenme desteği ve tamamlayıcı tedavi olarak önerilmektedir.

Sulforafanın etkileri

- Bağışıklık sistemimizin kansere neden olan maddeler ve etkenlerle mücadele eden 'Faz 2 Detoksifikasyon Enzimlerini' harekete geçirir. Hücrelerimizin kanserleşmesini önler.
- Oluşmuş kanser hücrelerine doğrudan etki ile 'intihar et-

melerine' neden olur (apoptosis).

- Kanser hücrelerinin bölünmesine ve çoğalmasına engel olur (cell cycle arrest).
- Kanser hücrelerinin yayılmasını önler.
- Kanser oluşumuna neden olan HDAC enzimini bloke eder.
- DNA metilasyonu denilen bir yolla kanser oluşumuna neden olan ve/veya koruyan genler üzerine etki gösterir.
- Meme kanserine neden olan 'kanser kök hücrelerini' (CSC) baskılar.
- Kanser kemoterapisinde kullanılan ilaçların etkinliğini artırır ve bu ilaçlara karşı direnç gelişmesini önler.
- Nrf2 genini uyararak damar duvarlarında hasar oluşumunu engeller. Kalp-damar hastalıklarından korur.
- Uzun etkili (72 saat) anti-oksidandır.

Yakın zamanda ABD'nin Michigan Üniversitesi'nde yapılan bir araştırma, sulforafanın meme kanserlerinde kanser hücresi üreten kanser kök hücrelerini (CSC) baskıladığını göstermiştir. Öte yandan birçok çalışma, sulforafanın kemoterapi ilaçlarının etkilerini artırdığını ve bu ilaçlara karşı direnç gelişmesini engellediğini göstermektedir.

Bu çalışma sonuçları brokoli filizinin (sulforafan) kanserlerden korunmada ve tedavisinde önemli bir rolü olduğunu göstermektedir.

Brokolinin çok önemli bir başka faydası, kalp ve damarlara olan koruyucu etkisidir. Brokoli, içeriğindeki lifler (fiber) sayesinde bağırsak hareketlerini düzene sokar, kolesterol seviyesinin düşmesine neden olur. Anti-oksidanlar da LDL (kötü) kolesterolün damar duvarlarına oturmasına engel olur. İmperial College of London'da yapılan bir araştırma, sulforafanın damarlarda yer alan 'Nrf2' genini uyararak damar sertliği oluşumunu engellediğini göstermiştir. Bu etki aynı zamanda tüm dokularda görüldüğü için, genel bir anti-aging etki gösterir.

American Cancer Society (ACS) başta brokoli olmak üzere 'brassica' grubu sebzelerin (Brüksel lahanası, karnabahar, lahana, turp ve roka) haftada en az 3 kez yenmesini önermektedir. Brokoliden azami faydanın sağlanması için fazla pişirilmemesi veya çiğ olarak yenmesi gerekir. Suda haşlanacaksa 3-4 dakika, buharda pişirilecekse 5-6 dakika pişirmek yeterlidir.

DOMATES

Domates, renginden, kokusundan ve tadından anlaşılacağı üzere tam bir sağlık bombası! (Tabii mevsiminde, doğal tarla domatesinden bahsediyoruz, dışı kan kırmızısı, içi yeşil-beyaz, tadı-kokusu olmayan şeylerden değil!)

Gerçek domatese rengini, tadını, kokusunu veren unsurlar, içindeki anti-oksidan fitokimyasal maddeler, vitaminler ve mineralleridir. Domates yüksek oranda E, C, A ve K vitaminleri, folik asit, niasin ve başta potasyum olmak üzere birçok mineral içerir ama domatesi bir 'süper gıda' kategorisine sokan madde, ona rengini veren 'likopen' (lycopene) maddesidir. Likopen bir karotenoid fitokimyasal madde olup çok güçlü bir anti-oksidandır. Domatesteki diğer karotenoidler alfa ve beta karoten ve luteindir. Her ne kadar domatesin faydalarından bahsedilirken hep likopen öne çıkarılırsa da, esasen tüm bu elemanlar birlikte hareket ederek fayda sağlar.

Domatesin faydaları

- İçeriğindeki yüksek oranda anti-oksidanlar sayesinde LDL (kötü) kolesterolün damarlara oturmasını engeller, niasin ve folikasit sayesinde kalp hastalıkları için bir risk faktörü olan 'homosistein' seviyelerini düşürür ve kalp hastalıklarından korur.

- Potasyum sayesinde tansiyonun kontrol altında tutulmasına yardımcı olur.
- Günde 1 bardak domates suyu içilmesinin kalp ve damar hastalıkları için önemli bir risk faktörü olan 'enflamasyon' (yangı) göstergesi TNF-alfa maddesini önemli ölçüde azalttığı gösterilmiştir.
- Kan sulandırıcı etki gösterir.
- Başta prostat olmak üzere birçok kanserden (kolon, akciğer, pankreas) koruma sağlar.
- Taze meyve ve sebzelerin faydalarından bahsederken hep bu besinlerin taze olarak yenmesini vurgularım. Domatesin tazesi her ne kadar çok sağlıklıysa da bu konuda bir istisna teşkil etmektedir. Domatesin pişirilmesi ve hatta konserve yapılırken pastörize edilmesi likopenin daha yoğun bir şekilde ortaya çıkmasını sağlamaktadır. Dolayısıyla salça, ketçap, konserve domates, domates suyu ve sosu gibi ürünler likopen bakımından taze domatese göre daha zengindir.
- Bir başka ilginç nokta, domates ürünlerinin zeytinyağı ile birlikte yenilmesinin likopenin bağırsaklardan emilimini artırdığıdır. Bu durumda domates, fesleğen, sarımsak ve zeytinyağı ile yapılan klasik İtalyan makarna sosu bir 'süper' gıda oluyor!

YEŞİL SALATALAR

Sağlıklı beslenme ve zayıflama diyetleri denince, akla salata gelir. Esasen salatalar insan evriminin en temel gıdalarındandır. Buğday, mısır ve pirinç gibi gıdaların tarımı başlamadan önce, insanlar sadece avladıkları hayvanlar ve topladıkları otlarla beslenirlerdi. Dişlerden başlayan sindirim sistemimiz bu bitkileri yemeye ve sindirmeye adapte olmuştur. Milyonlarca yıllık evrim sonucunda bu sadece bir adaptasyon değil, insan metabolizması için bir ihtiyaç haline gelmiştir. Vitamin ve mineral ihtiyacımızın büyük çoğunluğu sadece bu salatalardan temin edilir.

Salatalar

- Kaloriden fakir
- Posadan zengin
- A, C, K ve folik asit gibi vitaminlerden,
- Demir, kalsiyum, magnezyum gibi minerallerden,
- Çoğu anti-oksidan ve anti-kanserojen etkili fitokimyasal maddelerden zengindir.

Yeşil salataların faydaları

- **İçerdikleri posa sayesinde:** Tok tutar. Bağırsak hareketlerinin düzenli olmasını sağlarlar. Kolon kanserine karşı korur. Bağırsaklardan yağların emilimini azaltır, kan kolesterol düzeylerini azaltarak kalp-damar hastalıklarına karşı korurlar.
- **İçerdikleri zengin vitamin ve mineraller sayesinde:** Hücre metabolizmasının sağlıklı çalışmasını sağlar, anti-oksidan etki gösterirler.
- **İçerdikleri fitokimyasal maddeler sayesinde:** Anti-oksidan ve anti-kanserojen etki gösterirler.

Yeşil sebze ve salataların her biri değişik özelliklere ve yararlara sahiptir. Diğerlerine haksızlık yapmak pahasına öne çıkan 3 tanesine özel yer ayırmak istiyorum.

- **Ispanak:** Demir bakımından çok zengin olması ile ünlü

ıspanak aynı zamanda K vitamini bakımından bilinen en zengin sebzedir. Bunların yanı sıra kalsiyum, potasyum, magnezyum, manganez, bakır, çinko, selenyum gibi mineraller, ayrıca A, C ve B kompleks vitaminleri içeriğiyle canlı bir 'multivitamin' tabletidir. Ama ıspanağı bir 'süper' gıda yapan özelliği, içerdiği karotenoid ve flavanoid anti-oksidanlardır. Lutein, beta-karoten, neoxantin ve violaxantin gibi fitokimyasal moleküller önemli anti-kanserojen özellikleri ile ön plana çıkmaktadır.

- **Roka:** Ülkemizin en sevilen salatalarından biri olan rokanın vitamin ve mineral içeriği ıspanağa çok benzer. Roka, brokolinin dâhil olduğu 'brassica' ailesine mensup olup çok önemli (anti-kanserojen' özelliği olan 'erucin' ve 'sulforaphane' içerir). İnce kıyım roka+domates salatası, zeytinyağı-limon sosu ile tam bir sağlık bombası!!!
- **Semizotu:** Semizotu zengin vitamin ve mineral içeriğinin yanı sıra dünyanın 'omega-3' yağ asitleri (Alfa Linoleik Asit/ALA), E vitamini ve beta-karoten bakımından en zengin bitkisidir. Omega-3 yağ asitleri kolesterol dengesini olumlu yönde etkileyen ve kalp hastalıklarından korunma için çok önemli besin elemanlarıdır. Semizotu aynı zamanda 'pektin' isimli, eriyebilen bir posa türü içerir ki bu da kolesterol emilimini azaltarak kan yağ tablosunu düzeltir. Semizotunun bir diğer sağlık özelliği anti-kanserojen özelliği olan 'betacyanin' ve 'betaxantin' içermesidir.

Salataları beslenmemizin 'demirbaşı' yapmamız şarttır. Günde en az 2 öğün salata yemek, hatta bir öğünü sadece salatadan oluşturmak sağlığımızın en önemli sigortasıdır.

Salatayı daha sağlıklı ve zevkle yenilebilir hale getirmek için biraz yaratıcı olmak gerekiyor. Sade marul veya iceberg salatası yerine artık piyasada bol miktarda bulunan değişik salata malzemeleri ile karıştırmak (roka, tere, meskulin, kuzukulağı, hardal otu, kırmızı kıvırcık, körpe ıspanak, semizotu vb) değişik lezzetler sağlar. Öte yandan, yağsız beyaz peynir, zeytin, mercimek veya mısır ilavesiyle salatalar ana öğünlere dönüştürülebilir. Salataya sos olarak, kalorisinin daha az olması nedeniyle sızma zeytinyağı ve limon tercih edilmelidir. Zeytinyağı aynı zamanda yağda eriyen vitaminlerin emilimini kolaylaştırmak bakımından faydalıdır.

15 ml zeytinyağı ve 15 ml limon suyu ile lezzetlendirilmiş, 50 gr kadar haşlanmış mercimek ve beyaz peynir ile desteklenmiş 200 gr salata 2 dilim kepekli ekmek ile yendiğinde yaklaşık 500-600 kalorilik sağlıklı ve doyurucu bir öğün eder.

SARIMSAK

Sarımsak, tarih boyunca eski uygarlıklar tarafından şifalı özellikleri nedeniyle ilgi görmüş ve kullanılmıştır. Mısır, Çin ve Hint uygarlıklarında sarımsağın tedavi edici özellikleri detaylı olarak belgelenmiştir.

Sarımsağın güçlü kokusu ile vampirlere karşı koruma sağladığı söylenir. Aynı etkiyle insanı eşinden dostundan eder! Ne yazık ki bu güçlü kokuyu veren maddeler aynı zamanda sarımsağa şifalı özelliklerini veren kükürtlü bileşiklerdir.

Allisin, alliin, alixin, allyl polisülfitler, diallyl sülfit ve ajoen gibi kükürtlü bileşikler değişik mekanizmalarla

- Tansiyon düşürücü,
- Kolesterol düşürücü,
- Anti-oksidan,
- Kan sulandırıcı,

- Anti-enflamatuar (yangı giderici),
- Anti-biyotik, Anti-fungal ve Anti-viral etki gösterirler.

Sarımsaktaki kükürtlü bileşiklerin en önemli etkilerinden biri, kana karıştıktan sonra H2S gazı oluşumuna katkıda bulunmalarıdır. H2S açığa çıkınca, kan damarlarında genişlemeye neden olarak tansiyon düzenleyici etki gösterir.

Sarımsak aynı zamanda B kompleksi vitaminleri, manganez ve selenyum bakımından çok zengindir. Özellikle manganez ve selenyum gibi nadir elementler bağışıklık sistemimizin anti-oksidan enzimlerinin (glutathione peroxidase ve superoxide dismutase) yapısına girerler.

Yapılan araştırmalar, sarımsağın tozu, ekstreleri gibi ürünlerinin tazesi kadar etkili olamadığını göstermektedir.

Sarımsağı tansiyon veya kolesterol için bir ilaç olarak kullanmak çok gerçekçi değildir. Örneğin, yapılan araştırmalar düzenli olarak sarımsak yemenin tansiyonda %5-10 arasında bir düşme sağladığını gösteriyor. Fena değil ama tek başına bir tedavi değil.

Sarımsak, yukarıda bahsedilen faydaları göz önünde tutularak sağlıklı beslenmenin bir parçası olarak kullanılmalıdır.

Nasıl kullanalım?

Sarımsak, Hint, Çin, Akdeniz ve Türk mutfağının vazgeçilmez besinlerinden biridir. Çiğ ve pişmiş şekilde birçok yemeğe lezzet, çeşni ve derinlik katar. Sarımsağın içeriğindeki faydalı maddelerin açığa çıkması için ezilmesi ve pişirilmeden 2-3 dakika kadar bekletilmesi gerekir. Fazla pişirilmesi özelliklerini kaybetmesine neden olabileceğinden, pişirmenin son dakikalarında ilave edilmesi daha uygundur. Koku bir sorun teşkil etmiyorsa sarımsağı gerektiği her yerde bol bol kullanın.

Sarımsağın sağlıklı etkilerine karşın ağır ve kalıcı kokusu nedeniyle birçok kişi sarımsak kullanmaktan kaçınır. Bu duruma cevaben 'kokusuz' sarımsak preparatları geliştirilmiştir. Bu preparatların doğal sarımsak kadar etkili olup olmadığı tartışmaları hâlâ sürmektedir. Kaliforniya Üniversitesi'nde yapılan bir çalışma, piyasadaki sarımsak preparatlarının çoğunun etken madde bakımından yetersiz veya etkisiz olduğunu göstermiştir. Sarımsağı tek başına bir ilaç olarak kullanmayı önermediğimizden, preparatlarını kullanmanın da pek anlamı yok diye düşünüyorum. Ancak kokudan çok rahatsız olanlar veya midesi hassas kişiler saygın bir firmanın preparatlarını tercih edebilir.

Sarımsak-limon kürü!

Yıllarca değişik kişilerden ve kaynaklardan damar sertliği, damar tıkanıklıkları, yüksek kolesterol gibi durumlara karşı çok etkili bir tedavi sayılan sarımsak-limon kürünü duyarım ve bu konuda sorularla karşılaşırım. 5-6 sene önce koroner bypass ameliyatı olması önerilen, ancak korktuğu için olmayan bir dostumuzun bu tedaviyi uyguladığını ve (anjiyo ile de teyit edilen) önemli bir iyileşme sağladığını duydum, kendisi ile konuştum. Bir yıl boyunca bu tedaviyi uygulayan hasta, sıkıntılarından büyük oranda kurtulmuş ve sonrasında yapılan kontrolde, anjiyoda damar daralmalarında önemli gerilemelerin olduğu ve tam tıkalı olan bir damarının da açıldığı görülmüş. 6 sene önce koroner bypass ameliyatı olması gerektiği söylenen kişi bugün hâlâ sağ ve sıhhatte.

İşe yarar mı? Yarayabilir.

Arteriosklerozun (damar sertliği) oluşumunda en önemli faktörler damarlarda enflamasyona bağlı oluşan hasar ve bu bölgelere LDL kolesterolün oturmasıdır. Gerek limon, gerek sarımsak önemli anti-enflamatuar (yangı giderici), anti-oksidan ve kolesterol düşürücü etkilere sahiptir. Bu maddelerin muntazaman ve belirli dozda kullanılması teorik olarak fayda sağlayabilmelidir. Pratikte de teoriyi destekleyen sonuçlar var. Tabii, istenilen sonucun alınması için diğer risk faktörlerinin (kötü beslenme, sigara, hareketsizlik) de ortadan kaldırılması gerekir. Kalp-damar hastalıkları bölümünde değindiğimiz Ornish programında da dramatik yaşam tarzı değişiklikleri ile birlikte, yağlardan, şekerden ve karbonhidratlardan fakir, sağlıklı bir beslenme ile kalp-damar hastalıklarında gerileme ve iyileşme sağlanabileceği bilimsel olarak gösterilmiştir.

Önemli not

Bu tür tedaviler her ne kadar faydalı olabilirse de klasik tedavi yöntemlerine alternatif değildir. Özellikle ilerlemiş hastalık durumlarında hayati risk söz konusudur ve bu durumlarda zaman kaybetmek doğru değildir.

Arteriyoskleroz (koroner hastalığı ve tıkayıcı damar hastalıkları) hastası olup tedavisi aciliyet göstermeyen ve bu yöntemi denemek isteyenler için:

1 litre taze sıkılmış limon suyuna 30-40 diş soyulmuş, ezilmiş ve 10 dakika kadar bekletilmiş sarımsak katılır. Bu karışım 10 gün kadar oda ısısında, loş bir yerde bekletilir. 10 gün sonra bu karışımdan günde yarım çay bardağı (30-40 ml) içilir. Tadı bir hayli kötü olduğundan, 1 bardak taze sıkılmış portakal suyuna karıştırılması içimini kolaylaştırır. Bu küre 20-30 gün devam edilir, 1 hafta ara verilir ve birkaç sefer tekrarlanır. Gerek limon suyu, gerekse çiğ sarımsak bazı kişilerde mideye dokunabilir. Bu durumda küre bol su içerek devam edilmeli veya bırakılmalıdır. (Bu arada bol bol nane şekeri, karanfil ve deodorant kullanmayı unutmayın!)

BAKLAGİLLER, TAHIL VE KURUYEMİŞ

Baklagiller: Kuru fasulye, nohut, mercimek
Tahıllar: Buğday, bulgur, makarna
Türk mutfağının vazgeçilmezleri olan bu mütevazı gıdaların faydaları bilim dünyası tarafından yeni yeni anlaşılmaktadır. Yüksek oranda bitkisel protein, kompleks karbonhidratlar, posa, omega-3 yağ asitleri ve başta B kompleks olmak üzere birçok vitamin ve mineral içeren bu gıdalar beslenmemizin vazgeçilmez parçasıdır. Amerikan Tarım ve Gıda Bakanlığı günlük beslenmemizin %30'unu baklagiller ve tahılın oluşturması gerektiğini söylemektedir. Amerikalılar bu gerçeği yeni keşfedip bize satıyorlar! (Biz zaten yiyoruz kardeşim, siz yiyin!!!) Ama adamların hakkını vermek lazım, olaya bilimsel bir perspektifle bakıp çok güzel bir şekilde ambalajlıyorlar.

İşin özü şu

Bu gıdalar **'kompleks karbonhidratlar'** içerir, yani glisemik endeksi düşük, sağlıklı karbonhidratlar. Bu gıdalar ihtiyacımız olan enerjiyi sağlarken yavaş çözündükleri için ani şeker yükselmelerine ve buna bağlı insülin deşarjına neden olmazlar.

Beslenmemizin önemli bir ögesi olan proteinler sadece hayvansal kaynaklardan (et, süt, yumurta) temin edildiği takdirde beraberinde hayvansal yağlar ve kolesterol da alınmaktadır. Protein ihtiyacımızın bir kısmını bitkisel proteinlerden almak dengeli beslenme için önemlidir. Baklagiller kaliteli bitkisel proteinin bir numaralı kaynağıdır.

Gerek baklagiller gerekse tahıl, erimeyen ve eriyen posa (fiber) içerir. Posa, bağırsak hareketlerini düzenler, yağ emilimini azaltarak kolesterol seviyelerini düşürür.

Baklagiller, başta B kompleks vitaminleri olmak üzere zengin bir vitamin ve anti-oksidan kaynağıdır.

Baklagiller bu etkileriyle obezite, kolesterol yüksekliği, şeker hastalığı ve kalp-damar hastalıklarından koruma sağlar. Öte yandan, anti-oksidan özellikleri ve bağırsakları kabızlıktan koruması başta kolon olmak üzere kanserlerden korur.

Kuruyemişler, ceviz, badem, fındık

Bu kuruyemişler, içerdikleri yüksek oranda E vitamini, B kompleks vitaminleri, triptofan, manganez, magnezyum, bakır, sağlıklı omega-3 yağ asitleri ve kendilerine has anti-oksidanlar sayesinde:

- Kanda kötü kolesterol (LDL) seviyesini azaltır.
- Kronik hastalıklara neden olan enflamasyona karşı etkilidir. (CRP ve TNF-a seviyelerini düşürür.)
- Damar genişletici etki gösterir ('iyi gelir' diyorlardı ya)!
- Kan sulandırıcıdır.

Önemli not

Baklagillerin ve kuruyemişlerin faydaları tartışılmaz ama 'madem iyi, bol bol yiyelim' deyip bol yağlı, sucuklu bir kuru fasulye yemeğini yarım ekmekle yemeyi veya akşam TV karşısında yarım kilo kuruyemişi iki birayla 'götürmeyi' önermiyorum tabii!

Dengeli bir beslenme için haftada en az 3 öğün bakliyat yemeği önerilmektedir. (Zeytinyağı ve sirke ile lezzetlendirilmiş piyaz özellikle faydalı!) Günde 1-2 ceviz veya 50 gr kadar badem veya fındık da fena olmaz.

Yoğurt

Uzun yaşamları ile ünlü Akdeniz ve Kafkas halklarının vazgeçilmez gıdası. Yoğurt, sindirimi kolay, kaliteli protein, bol miktarda kalsiyum, fosfor, B vitaminleri ve 'faydalı bakterileri' (probiyotik bakteriler, Lactobacillus Casei, L. Bulgaricus, L. Thermophilus) ile olağanüstü bir gıdadır. Kefir de yoğurt gibi faydalı bakteriler ve mayaların yoğun olduğu benzer bir üründür.

Yoğurt, büyüme çağında çocuk ve gençlerin büyüme ve kemik gelişiminde önemli rol oynar, öte yandan orta yaşlarda ve özellikle menopoz sonrası kadınlarda osteoporozun önlenmesinde fevkalade faydalıdır. Zayıflama diyetinde olanlar için düşük kalorisi, tok tutan proteini ile ideal bir ara öğündür.

Yoğurdun besleyici özelliklerinin yanı sıra prebiyotik ve probiyotik özelliklerinden kaynaklanan en önemli özelliği bağırsaklarda oluşturduğu biyolojik dengedir. Probiyotik bakteriler sindirim faaliyetlerine destek olmanın yanı sıra bağırsaklarda bulunan 'zararlı bakterileri' (patojen) kontrol altında tutar, hastalık oluşturmalarını önler. Yoğurt, henüz tam anlaşılamayan bir mekanizma ile bağışıklık sistemini güçlendirir. İlginçtir, yoğurt duruma göre hem kabızlığa hem de ishale iyi gelir.

Hemen belirtelim, bugün piyasada satılan yoğurtların büyük bir kısmı üretim teknolojisi nedeniyle probiyotik bakterilerden yoksundur. Bu da yoğurdun faydalarını büyük oranda azaltmaktadır! Yoğurdun besleyici özelliklerinden öte faydalarından yararlanmak istiyorsanız, taze süt ve aktif yoğurt mayası ile yapılan 'doğal' yoğurdu tercih edin. (Hani eşek sırtında satış yapan yoğurtçular vardı ya!) Veya evde yapmayı öğrenin, o kadar zor değil.

Günde 100 gram kadar (doğal) yoğurdu günlük beslenmenizin bir parçası yapın.

BALIK

Akdeniz mutfağının vazgeçilmez gıdalarından! Balık, düşük kalorisi, kolay sindirilebilen kaliteli proteini, zengin fosfor deposu ve kalp dostu omega-3 yağ asitleri (EPA ve DHA) ile mükemmel bir gıdadır. Sadece Akdeniz değil, balık ağırlıklı beslenme alışkanlıkları olan toplumlarda kalp-damar hastalıkları ve kanser, dejeneratif eklem hastalıkları ve Alzheimer hastalığı gibi bazı hastalıkların neredeyse hiç olmadığı görülmektedir.

Balığın faydaları daha ziyade içeriğindeki omega-3 yağ asitlerinden kaynaklanmaktadır

- Kötü kolesterol (LDL) ve trigliserit düzeylerini azaltır. İyi kolesterol (HDL) düzeyini artırır. Bu yolla damar sertliği (arterioskleroz) oluşumunu önleyerek kalp-damar hastalıklarından korur.
- Omega-3 yağ asitleri yangı giderici (anti-enflamatuar) etki göstererek arteriyoskleroz ve yaşa bağlı eklem hastalıkları (dejeneratif artroz) oluşumunu engeller ve ağrıları azaltır.
- Omega-3 yağ asitleri kalpte 'atım düzensizlikleri' nedeniyle oluşabilecek ani ölüm riskini azaltır (anti-aritmik etki).
- Tansiyon düşürücü etki gösterir (anti-hipertansif etki).
- Alzheimer hastalığından korur.

American Heart Association (AHA) haftada en az 2 kez balık yenilmesini önermektedir. Bir porsiyon balık 150-200 gram civarında olmalı ve daha yağlı olan 'soğuk su' balıkları (somon, ton, sardalye, ançuez, uskumru) tercih edilmelidir. Ülkemiz Karadeniz bölgesinden gelen ve mevsiminde, yağlanmış balıklar da omega-3 bakımından zengindir. Kültür balıkları genellikle suni ve çoğu bitkisel yemlerle beslendiğinden omega-3 bakımından daha fakirdir.

Balık ile ilgili bir tartışmalı durum, ton ve somon gibi büyük balıklarda birikimi olası olan cıva, kurşun gibi ağır metaller ve PCB ve dioxinler gibi kimyasal kirleticilerdir. Küçük balıklarda bu risk daha azdır. Genel kanı, balık yemenin faydalarının risklerinden çok daha fazla olduğu yönündedir.

Balık yağı kapsülleri: Yeteri kadar balık yenilememesi durumunda omega-3 ihtiyacı 'balık yağı' kapsülleri ile karşılanabilir. Ancak bu ürünün saygın bir firmanın ürünü olmasına ve son kullanma tarihi içinde olmasına dikkat edilmelidir. Balık yağı ve omega-3 içeren kapsülleri, alınmasını önerdiğim nadir beslenme desteği ürünlerinden biridir. Genel beslenme desteği ve koruyucu olarak günde 1000 mg, risk faktörleri olanlar için günde 2 kez 1000 mg önerilmektedir.

NARENCİYE VE NAR

Portakal, mandalina, limon ve greyfurt gibi narenciye meyveleri beslenme uzmanlarının en gözde meyvelerindendir. Yüksek oranda C vitamini içermeleri ile ünlü bu meyveler, bunun ötesinde önemli miktarda kalsiyum, potasyum, folik asit, posa, birçok mikro besin ve anti-oksidan içerir.

C vitamini, güçlü anti-oksidan etkilerinin yanı sıra vücuttaki tüm dokuların temelini oluşturan 'kollajen' maddesinin yapımında çok önemli bir rol oynar. Kollajen, damarların, kemiklerin, kıkırdakların ve cildin yapısında yer alır ve yaşla birlikte azalır. Dolayısıyla C vitamini yaşlanmanın geciktirilmesi bakımından en önemli anti-aging ajanlarından biridir.

Narenciyenin en önemli bileşenlerinden biri de içerdiği (fiber) posadır. NSP denilen bu liflerin en önemlileri 'pektin', 'lignin', 'selüloz' ve 'hemi-selüloz'dur. Liflerin en önemli fonksiyonları suda eriyen bazı besinleri bir jel şeklinde tutmaları, midenin boşalmasını geciktirerek tokluk hissi sağlamaları, ani şeker yükselmelerini önleyerek insülin salgılamasına engel olmaları, bağırsaklarda kolesterol emilimini yavaşlatmalarıdır.

Folik asit, hücre ve doku yapımı ve yenilenmesinde, kan hücrelerinin ve DNA'nın yapımında önemli rol oynayan bir vitamindir. Folik asit aynı zamanda koroner kalp hastalığında önemli bir risk faktörü olan 'homosistein' seviyelerini düşürür. Günde bir bardak portakal suyu, günlük folik asit ihtiyacının %25'ini karşılar.

Narenciye meyvelerinin en önemli özelliklerinden biri, çok az bilinen fitokimyasal anti-oksidanlarıdır. Narenciyenin gerek suyunda, gerek kabuğunda bulunan 'limonen', 'citral' ve 'pinen', kanserlerin önlenmesinde önemli rol oynayan anti-oksidanlardır. (Portakal suyu sıkarken içine biraz da kabuğunun rendesinden ilave edin!)

Bir kez daha vurguluyorum, beslenmenin ötesinde sağlığın ve gençliğin en önemli unsurları bu tür besinlerin içeriğindeki anti-oksidan özellikli bitkisel moleküllerdir (fitokimyasallar). Bu maddeler tek tek değil, bir 'paket', bir 'formül' olarak sağlıklı etki gösterir, yani tek başına C vitamini tableti almak bir portakalın işini görmez! Yapılan birçok çalışma, 100 mg C vitamini içeren orta boy bir portakalın 1000 mg 'megadoz' C vitamini tabletinden daha etkili (bioavailability) olduğunu göstermektedir.

Yapılan çalışmalar, günlük C vitamini ihtiyacının günde 100 mg civarında olduğunu, hastalıklardan korunma ve hastalıklardan iyileşme durumlarında 200 mg gerektiğini göstermektedir. Güne bir bardak taze sıkılmış portakal suyuyla başlayın!

Nar, tüm meyveler içinde anti-oksidan kapasitesi (ORAC Value) en yüksek olduğu anlaşılınca yıldızı parlayan 'süper meyve' konumuna gelmiştir. Narın binlerce yıl öncesine dayanan bir tarihi vardır. Nar ile ilgili en eski somut kayıtlar MÖ

3500 yıllarına ait eski Mısır firavunlarının anıt mezarlarında bulunmuştur. Anavatanı İran ve Kuzey Hindistan olan nar kısa süre içinde Ortadoğu ve Akdeniz Bölgesine gelmiş, MÖ 1600 yıllarında Çin'e ulaşmıştır. Daha sonra Avrupa'ya ve oradan da sonunda Amerika'ya ulaşmıştır. Nar, tüm büyük dinlerde bereket, zenginlik, sağlık ve asalet sembolü olarak kullanılmıştır.

Yakın zamanlara kadar dünyada az bilinen ve az tüketilen egzotik bir meyve konumunda olan nar, son yıllarda bilimsel olarak faydalarının gösterilmesinden sonra büyük bir popülarite kazanmıştır.

Her şeyden önce hemen belirtelim, taze %100 nar suyu, bilinen meyve sularının içinde anti-oksidan kapasitesi (ORAC değeri) en yüksek meyve suyudur!!! Çok yüksek düzeyde C vitamini ve folik asit içermesinin yanı sıra başta 'punicalagin'ler ve 'elagic asit' olmak üzere polyfenoller içerir. Narın suyunun yanı sıra çekirdeği de yüksek oranda anti-oksidanlar ve 'omega-5' yağ asitleri içerir. Nar çekirdeği yağı kozmetik sanayiinde cildi canlandırıcı anti-aging kremlerde kullanılmaktadır.

Narın etkileri ve faydaları

Güçlü anti-oksidan. Bu etkisi ile vücutta yaşlanmaya ve kronik hastalıklara neden olan oksidan 'toksinleri' bertaraf eder.

Damarların iç tabakasında 'nitrik oksit' yapımını artırarak damarların genişlemesini ve kan akımının artmasını sağlar.

Bu etkisinin çok önemli sonuçları

- Kalp kan akımını artırır ve kalp krizlerinden korur.
- Cilt kanlanmasını artırarak cildin daha genç ve güzel kalmasını sağlar.

- Erkeklerde, genital bölgenin kanlanmasını artırarak cinsel gücü artırır (afrodizyak).
- Kötü kolesterol (LDL) seviyesini düşürür, kolesterolün damarlara oturmasına engel olur ve böylece kalp-damar hastalıklarından korur.
- Kandaki zararlı yağlardan biri olan ve vücut yağlanmasına neden olan NEFA (non esterified fatty acids) düzeyini düşürür ve yağ birikimlerine engel olur
- Başta prostat, meme ve akciğer kanserlerinin oluşumunu ve oluşmuş kanserlerin yayılmasını engeller.
- Anti-hipertansiftir.
- Kan sulandırıcıdır.

Narın anti-oksidan etkilerinden maksimum fayda sağlayabilmek için kısa nar mevsiminde her gün bir adet narı çekirdekleriyle (çiğneyerek) yemek hararetle tavsiye olunur.

KIRMIZI PANCAR

Meyve ve sebzelerin şifalı özelliklerini sağlayan fitokimyasal maddeler aynı zamanda bunlara rengini veren maddelerdir. Prensip olarak bir sebze veya meyvenin rengi ne kadar koyu ise içindeki faydalı anti-oksidan miktarı da o kadar yüksektir. Kırmızı pancar, koyu 'kan kırmızısı' rengi ile bize sinyal veriyor!

Son yıllarda pancarın faydaları üzerine birçok çalışma yayınlanmaya başladı.

> Geçenlerde semt pazarında tezgâhtaki kırmızı pancarları görünce incelemeye başladım. İlgilendiğimi gören pazarcı "Bol bol al abi, her derde deva" dedi. Bilim bu tür şeyleri yeni keşfediyor ama halk olayı çoktan çözmüş!

Kırmızı pancar, vitaminler, mineraller, folik asit, potasyum, lifler (fiber) ve anti-oksidanlar (betacyanin) bakımından çok zengindir. Betacyanin, pancara rengini veren madde olup çok güçlü anti-oksidan etkiye sahiptir. Pancarın çok ayrıcalıklı bir önemi, 'besinsel nitratlar'dan çok zengin olmasıdır. Besinsel nitratlar, alındıktan sonra kısa sürede vücutta nitrik oksite (NO) dönüşür. Nitrik oksit damarlarımızın genişlemesine ve kan akımının artmasına neden olur. Bu yolla da kan basıncını düşürdüğünden, hipertansiyonu olan kişilere özellikle faydalıdır. Öte yandan, beyne ve adalelere kan akımını ve egzersiz kapasitesini artırır. (Ayrıca 'İyi Gelir'!!!)

R.F. Furchgott, F. Murad ve L. Ignarro 1998 yılında NO üzerine yaptıkları çalışmalar nedeniyle fizyoloji/tıp alanında Nobel Ödülü kazandılar. (Hemen belirteyim, NO üzerine yapılan bu çalışmalar 'viagra'nın geliştirilmesinde önemli bir rol oynamıştır.)

YEŞİL ÇAY VE BİTKİ ÇAYLARI

Yeşil çayın sağlığımıza olan faydaları binlerce yıldır bilinmesine rağmen Batı dünyası bu mucizeyi yeni keşfediyor. Son yıllarda geleneksel Uzakdoğu tıbbının deneyimleri üzerine yapılan bilimsel çalışmalar yeşil çayın faydalarını belgeliyor.

Yeşil çay, bildiğimiz çayın fermente olmamış, fırınlanmamış halidir. Bu nedenle yeşil çay geleneksel siyah çaya göre anti-oksidanlar bakımından çok daha zengindir. Yeşil çayın en etkili anti-oksidanı, 'kateşin'lerdir (ve özellikle EGCG). Bu anti-oksidanlar doku DNA'sına zarar veren ve kalp-damar hastalıkları ve kanser gibi kronik hastalıklara neden olan 'serbest radikal' molekülleri bertaraf ederler.

Öte yandan, son yıllarda yeşil çayın yağ yakıcı, kolesterol

düşürücü ve zayıflatıcı özelliklerinden sıkça bahsedilmektedir. Zayıflama rejimi uygulayan kişilerde, yeşil çay içenlerin içmeyenlere göre daha çok kilo verdiği ve kolesterol seviyelerinin daha düşük olduğu görülmektedir. Japonya'da (çok fazla sigara içilmesine karşın) Batı ülkelerine oranla daha az kalp hastalığı görülmesi bol miktarda içilen yeşil çaya bağlanmaktadır.

Blue Zone bölgelerinden biri olan Okinawa Adası halkının neredeyse bütün gün sürekli olarak porselen demliklerinden azar azar yeşil çay içtikleri gözlenmiştir.

Tabiidir ki yeşil çay tek başına hastalıklardan korunma için bir mucize besin değil ama sağlıklı ve dengeli bir beslenme rejimi içinde yer alması gereken önemli bir 'süper gıda'dır. (Gün içinde içtiğiniz çaylardan biri yeşil olsun.)

Bitki çayları

Bitki çaylarının binlerce yıllık bir geçmişi vardır. Çin'den tüm dünyaya yayılan çay ve bitkisel çaylar ülkemizde de yaygın olarak kullanılmaktadır. Bugünkü bilimsel bilgilerimiz, doğadaki neredeyse tüm bitkilerin şifalı özellikleri olduğunu gösteriyor. Yüzlerce bitki, binlerce faydalı ve şifalı element içermektedir. Bitkisel çayların binlerce yıllık kullanımı sırasında şifalı özellikleri fark edilmiş ve engin bir bitkisel çay kültürü oluşmuştur.

Önemli Blue Zone bölgelerinden olan Ikaria Adası halkının nerdeyse hiç normal çay içmediği fakat bol miktarda başta adaçayı ve zeytin yaprağı çayı olmak üzere yerel bitki çayları içtikleri gözlemlenmiştir.

Ülkemizde de ıhlamur, adaçayı, rezene, papatya, kuşburnu, tarçın ve nane çayı ile benzeri onlarca bitkisel çay ve çay karışımı yaygın olarak tüketilmektedir. Son yıllarda bitkisel çay alışkanlığı ve kültürü daha da yaygınlaşmış ve bu konuda ülkemizde önemli bir sanayi oluşmuştur. Bu çayların standardı ve kalitesi belli olmayan aktarların değil, bu konuda kalite ve dozaj bakımından aşama kaydetmiş saygın firmaların ürünlerinin tercih edilmesi uygundur.

BAHARATLAR

İpekyolu diye bilinen tarihi ticaret güzergâhı esasen ipekten çok baharatların taşındığı ve ticaretinin yapıldığı bir yoldu. Binlerce yıl özellikle Uzakdoğu kökenli egzotik baharatlar Ortadoğu ve Batı'ya taşındı. Bu maddeler sadece damak zevki için değil, iyileştirici özellikleri ile de aranan zenginliklerdi.

Son yıllarda binlerce yıl kullanılan bazı mütevazı baharatların faydalı etkileri yeniden keşfedilmeye başlandı. Bu baharatlara özel koku ve tatlarını veren kimyasal maddelerin aynı zamanda şifalı özelliklerinden de sorumlu olduğu anlaşılmaktadır.

- **Zerdeçal (Turmeric):** Güneydoğu Asya'nın tropikal bölgelerinde yetişen bir bitkidir. Toz halinde kullanılan zerdeçal bu bitkinin köklerinden elde edilmektedir. Parlak sarı renkte ve ılımlı bir tadı olan zerdeçal, köri baharatına rengini verir ve birçok Çin, Hint ve Acem yemeğinin vazgeçilmezidir. Zerdeçal, içeriğindeki 'curcumin' maddesiyle gündeme gelmiştir. Curcumin'in güçlü bir anti-enflamatuar (yangı giderici) olduğu, bu yolla da kalp hastalığı, kanser ve romatizmaya karşı koruma sağladığı düşünülmektedir. Geleneksel olarak zerdeçal hazımsızlığa çare olarak kullanılmaktadır. Anti-biyotik ve anti-viral etkileri de vardır. Zerdeçal (1 çay kaşığı) çorbalara, pilavlara ve tavuk yemeklerine lezzet ve renk verir.
- **Zencefil (Ginger):** Zencefil bitkisinin (zingiber officinale) köklerinin taze veya kurutulmuş şekli kullanılır. Acıtatlı güçlü bir aroması olan bu baharat yine Güneydoğu

Asya mutfağının vazgeçilmezlerindendir. Zencefilin geleneksel olarak sindirimi rahatlatıcı ve bulantı giderici etkilerinin yanı sıra çok güçlü bir anti-enflamatuar olduğu ve dejeneratif artrit ve romatizma hastalarında ağrı giderici etkisi olduğu gösterilmiştir. Son yıllarda zencefilin kanserden koruyucu ve bağışıklık sistemini güçlendirici etkileri de araştırılmaktadır.

- **Tarçın (Cinnamon):** Güneydoğu Asya'da yetişen tarçın ağacının kabuğundan elde edilir. Tarihte bilinen en eski baharatlardan biridir. Tarçının bilinen kan sulandırıcı ve güçlü anti-biyotik etkilerinin yanı sıra son zamanlarda gündemde olmasının nedeni kan şekeri üzerine olan olumlu etkileridir. Tarçın, karbonhidratlı gıdalar ile birlikte yendiğinde midenin boşalmasını yavaşlatır ve ani kan şekeri yükselmelerini engeller. Öte yandan, tarçın aynı zamanda insülinin kullanımını artırarak kan şeker düzeylerinde düşme sağlar. Tarçını Türk mutfağındaki klasik kullanım yerleri dışında özellikle elma ve armut gibi meyvelere serpiştirip değişik lezzetler ve faydalar sağlayabilirsiniz.
- **Acı kırmızıbiber:** Dünyada en yaygın olarak kullanılan baharatlardan biridir. Kırmızıbiber son yıllarda içeriğindeki 'capsaicin' maddesi ile gündeme oturmuştur. Bu madde çok güçlü bir anti-enflamatuar olup özellikle romatizmal ağrıların giderilmesinde çok etkilidir. Capsaicin aynı zamanda kan sulandırıcı ve kolesterol düşürücü etkisiyle kalp-damar hastalıklarından korunma sağlar. Acı biberin bir şaşırtıcı etkisi de insülin ihtiyacını azaltmasıdır. Yemeklerde düzenli olarak acı biber yenmesi aşırı insülin salgılanmasını azaltmakta ve tip-2 şeker hastalığına karşı koruma sağlamaktadır. Acı biberin anti-biyotik etkileri de cabası! Capsaicinin çok önemli bir etkisi de metabolizmayı hızlandırmasıdır.

Meslek yaşamım boyunca Güneydoğu mutfağına hep şaşırmışımdır. Bu bölgenin halkı günlük olarak kuyruk yağından zengin kebaplar, lahmacunlar, üstüne bol şekerli baklavalar ve tatlılar yer. Tereyağı, kaymak ve baldan zengin kahvaltılar da cabası. Şeker hastalığı ve kalp-damar hastalıkları risk faktörleri göz önünde tutulursa, teorik olarak bu insanların hepsinin obez, şeker hastası ve kalp hastası olup 35-40 yaşlarında 'devrilip gitmesi' gerekir ama durum öyle değil. Peki neden? Bu bölge, obezite ve beraberinde gelen hastalıklar bakımından Türkiye genelinden pek farklı değil. Benim yorumum, yenilen 'zararlı' gıdaların yanında bunları dengeleyen çok faydalı başka gıdaların oluşudur. Düşünün, kebapların yanında ne var? Bol miktarda maydanoz, yeşillik ve soğan... Yeşilliklerde bol miktarda vitamin ve anti-oksidanlar olduğunu biliyoruz, soğanın da kolesterol düşürücü etkisi var. Bir de yanına bol miktarda kullanılan 'acıyı' ekleyin. Denge tamam. Bu dengenin tesadüf olmadığı veya bilinçli olarak tasarlanmadığı kesin. Bu, yüzyıllar içinde doğanın ve insan metabolizmasının oluşturduğu akıl almaz ve mükemmel bir denge.

Baharatlar damak tadımızı artırmanın ötesinde sağlığımız için çok faydalı besinlerdir. Baharatlarla lezzetlendirilmiş yemeklerden elde edilen doyurucu hazzın aşırı yemenin önüne geçtiği ve tuza olan isteği de azalttığı gösterilmiştir. Klasik damak tadınızın biraz dışına çıkıp yeni lezzetler keşfetmek ve bu arada sağlığınıza takviye yapmak için baharatları mutlaka beslenmenizin bir parçası yapın.

Posa (Lif/Fiber)

Posa, başlı başına bir gıda olmamakla birlikte beslenmemiz ve sağlığımız açısından öyle önemli ki, bu maddeleri süper gıdalara ilave ederek özel olarak işlemekte fayda gördüm.

Posa, bitkisel gıdaların içeriğinde bulunan, insan sindirim

sisteminde sindirilemeyen kompleks karbonhidrat yapıda maddelerdir (selüloz, hemiselüloz, lignin, pektin vb).

2 farklı posa var

- **Erimeyen posa:** Daha ziyade tahıl ve sebzelerde bulunan, lif tarzındaki maddelerdir. Bağırsaklarda kitleleriyle yer tutar, su çeker ve bağırsak hareketlerini düzenlerler.
- **Eriyen posa:** Daha ziyade meyvelerde ve baklagillerde bulunur. Bu posalar bağırsaklarda jelatinöz bir kıvama dönüşür, yağları bağlayarak emilimlerini engeller.

Besin değeri ve kalorisi olmadığından 'besin' diyemiyoruz ama son yıllarda yapılan bilimsel çalışmalar posaların sağlığımız açısından sadece önemli değil, elzem olduğunu göstermektedir.

Posanın faydaları

- Posadan zengin gıdalar genellikle düşük kalorili ama doyurucu gıdalardır.
- Hacmi ile tok tutar.
- Posalı gıdalar midenin boşalmasını geciktirerek şekerlerin bağırsaklara geçişini ve emilimini yavaşlatır, ani şeker yükselmelerinin önüne geçer.
- Bağırsaklarda su ve yağ çektikleri için gaitayı yumuşatır, bağırsak hareketlerini hızlandırır. Kabızlığı önler.
- Bağırsaklardan yağ emilimini azaltarak kan kolesterol düzeylerinin düşmesine yardımcı olur.
- Sağlıklı bir kiloya gelmeye ve korumaya yardımcı olur.
- Bütün bu özellikleri ile şeker hastalığı ve kalp-damar hastalıklarına karşı korur.

Yukarıda saydığımız bu faydalarının ötesinde, son yıllarda yapılan bilimsel çalışmalar posa/probiyotik bağırsak bakteri-

leri/insan sağlığı arasındaki müthiş ilişkiyi ortaya koymuştur.

Kalınbağırsaklarımızda bulunan trilyonlarca probiyotik bakteri (mikrobiyom) ile akıllara durgunluk veren bir 'simbiyotik' ilişki içindeyiz. Bu bakterilerin yegâne besini de posadır. Bakteriler, bizim sindiremediğimiz bu kompleks karbonhidratları fermente ederek sindirir, kendi ihtiyacını sağladıktan sonra da karşılığında bize, sağlığımız için fevkalade faydalı olan **'kısa zincirli yağ asitleri' (asetik asit, bütirik asit ve propriyonik asit)** hediye ederler.

Kısa zincirli yağ asitlerinin (SCFA) olağanüstü faydaları

- Kısa zincirli yağ asitleri omega-3 yağ asitleri gibi sağlıklı yağlar sınıfındadır.
- Bu maddeler kalınbağırsakların iç duvarındaki hücrelerin yegâne gıdasıdır. Kalınbağırsakların sağlıklı olması ülseratif kolit, Crohns hastalığı ve en önemlisi kolon kanserine karşı koruma sağlar.
- Bağırsaklarda 'polip' oluşumunu engeller.
- Sindirim sistemimizi hastalık yaratabilecek patojen bakterilere karşı korur.
- Bağışıklık sistemini güçlendirir.
- SCFA asitlerinin fazlası bağırsaklardan su, sodyum ve potasyum ile birlikte emilerek kana karışır. Karaciğer ve kaslarda doğrudan enerji olarak kullanılır.
- SCFA, karaciğerde kolesterol yapımını kısıtlar, kan LDL ve trigliserit seviyelerinde düşme sağlar. Yağ yakıcı özellikleri vardır.
- Değişik yollarla insülin direncinde iyileşme ve kan şeker düzeylerinde düşme sağlar.
- SCFA'lardan olan 'asetik asit', bağırsaklarda başta 'gut hastalığı' ve hipertansiyon olmak üzere birçok hastalığa ne-

den olan ürik asidin bağırsaklardan emilimini bloke eder.

- SCFA düzeyinin yüksek olması, bağışıklık sistemine, 'burada her şey yolunda' mesajı vererek gereksiz ve aşırı reaksiyon vermesini engeller, yani anti-enflamatuardır.
- SCFA, bazı çok önemli minerallerin bağırsaklardan emilimine aracılık eder.
- Özellikle bütirik asidin iştahı baskıladığı gösterilmiştir.

Posa ve bağırsak bakterileri tarafından üretilen kısa zincirli yağ asitleri yukarıda sayılan tüm bu özellikleri sayesinde şeker ve kolesterol metabolizmalarında önemli iyileşmeler sağlar ve anti-enflamatuar özellikleri ile birlikte kalp-damar hastalıklarına karşı korur. Posa tüketimi ve kalp-damar hastalıkları ve kanserler arasında ters orantılı bir ilişki vardır.

O halde, bol bol posalı gıda yiyeceğiz.

Ne kadar?

Günümüzde görülen obezite ve şeker hastalığı salgınının nedenlerinden birinin, posa tüketiminin 100 yıl öncesine göre %90 azalmış olması olduğu düşünülmektedir. Bunun da en önemli nedeni, beslenmemizin meyve-sebze ağırlıklı doğal gıdalardan karbonhidrat, hayvansal protein ve işlenmiş gıdalara kaymış olmasıdır. Öte yandan, tarımın ve gıda sanayiinin 'gelişmesi' sonucunda meyve ve sebzelerin daha körpe ve leziz hale getirilmeleri amacıyla 'az posalı' türler geliştirilmiş ve piyasaya sunulmuştur. 50 yıl önce yetiştirilen ve yenilen sebzelerin bugün yediklerimizden çok farklı oldukları muhakkak.

Önerilen ideal günlük posa miktarının 30-50 gram olması söylenir ama doğrusu, ne kadar çok olursa o kadar iyi diyebiliriz.

Fikir vermesi bakımından bazı posa kaynağı gıdaların ortalama posa içeriği:

- Orta boy elma (kabuğuyla): 3-4 gram
- 150 gram bulgur pilavı: 9-10 gram
- 150 gram kuru fasulye: 6 gram
- 150 gram brokoli: 4-5 gram

Posadan zengin gıdalar:

- Baklagiller (fasulye, mercimek, nohut vb),
- Bulgur pilavı,
- Kepekli ve bol tahıllı ekmek,
- Yulaf ezmesi,
- Brokoli, karnabahar, brüksel lahanası, pırasa,
- Ispanak ve yeşil salatalar,
- Enginar,
- Kırmızı pancar,
- Bezelye,
- Balkabağı,
- Elma-armut (özellikle Ankara armudu),
- Greyfurt,
- Çekirdeği ile yenilen nar,
- Kayısı ve erik (özellikle kurusu),
- Ceviz, badem, leblebi vb,
- Ketentohumu.

Her biri zaten faydalı olan bu posa zengini gıdaları yediğimiz zaman katlamalı fayda görmüş olacağız. Bu gıdaları günlük beslenmenizin doğal bir parçası yapın.

Her gün

- 1 elma (veya muadili bir meyve),

- Haşlanmış mercimek veya fasulye ile zenginleştirilmiş bir salata,
- 50 gram ceviz veya karışık kuruyemiş,
- Her öğünde 1 dilim kepekli veya çok tahıllı ekmek,
- Haftada 2-3 gün bakliyat+bulgur pilavı,
- Haftada 2-3 gün brokoli veya karnabahar,
- Haftada 2-3 gün değişik sebze yemekleri yediğiniz takdirde 'kotayı' doldurmuş oluyorsunuz.

VİTAMİNLER, MİNERALLER VE ASPİRİN

Vitaminler, hayati fonksiyonlarımız için gerekli çok önemli moleküllerdir. Bu moleküller hücre ve dokularımızın yapımından enzim ve hormonlarımızın sentez edilmesine kadar yüzlerce biyolojik fonksiyon içinde yer alır. Güneş ışınlarının etkisiyle cildimizde sentez edilebilen D vitamini dışında tüm vitaminlerin besinler yoluyla alınması gerekmektedir ve bazı B grubu vitaminler dışında tüm vitaminlerin kaynağı bitkisel besinlerdir.

Mineraller de vitaminler gibi sağlığımız için elzem maddeler olup genellikle besinlerde vitaminlere yoldaşlık yapar, birlikte hareket eder, vazife görürler. Burada vitaminlerin ne işe yaradığı, hangi besinlerde bulunduğu konularına girmeyeceğim. Dengeli beslenen kişilerde, çok nadir durumlar dışında vitamin eksikliği görülmez. Önerdiğim şekilde beslendiğiniz ve özellikle 'süper gıdaları' beslenmenizin içine serpiştirdiğiniz takdirde vitaminden yana sorununuz olmaz.

Özellikle vurgulamak istediğim konu, orta yaşlarda bazı vitaminlerin emiliminde azalmalar olduğu ve bu vitaminlere ihtiyacın arttığı konusudur.

Orta yaşlarda vitamin ihtiyacı

Bu yaşlarda bütün vitaminler önemini korumakla birlikte 2 vitamin özellikle önem kazanmaktadır.

C vitamini

- Anti-oksidan özellikleri ile yaşlanmaya neden olan oksidan hasarı önler.
- Kalp-damar hastalıklarına karşı korur.
- Tüm dokularımızın (cilt, kas ve kemikler) çatısını oluşturan 'kollajen' maddesinin yapımını sağlar.
- Beyin sağlığı için önemli serotonin, dopamine ve adrenelin gibi hormonların yapımında görev alır.
- A vitamin ile birlikte göz sağlığı için elzemdir.
- Kanserlere karşı korur.

D vitamini

D vitaminine artık bir vitaminden ziyade bir 'hormon' gözü ile bakılmaya başlanmıştır. Bazı gıdalarla alınabiliyorsa da, en önemli kaynağı güneş ışınlarının etkisiyle cildimizdir.

D vitamininin kalsiyum ile birlikte kemik sağlığı için önemi çok iyi biliniyor, ancak son yıllarda bu hormonun kalp sağlığından kansere kadar birçok konuda çok önemli fonksiyonları olduğu anlaşılmaya başlanmıştır.

- Enflamasyonu baskılar (anti-enflamatuar),
- Romatizmaya karşı korur,
- Bağışıklık sistemini güçlendirir,
- Osteoporoza karşı korur, kemikleri güçlendirir,
- Bazı kanserlere karşı korur,
- Şeker-insülin dengesinin korunmasına yardımcı olur,
- Kalp hastalıklarına karşı korur,
- Obeziteye karşı koruma sağlar.

Yapılan araştırmalar, kan D vitamini seviyesi düşük kişilerin hastalıklara yakalanma ve ölüm oranlarının daha yüksek olduğunu göstermektedir.

Günümüzde vitamin eksikliğinin neredeyse hiç görülmediğini söyledik ama D vitamin eksikliği buna bir istisna olabilir. Yapılan araştırmalar, coğrafi bölgeler ve mevsimsel farklılıklar olmakla birlikte insanların %30-50'sinde D vitamini eksikliği olduğunu göstermektedir. Bu eksiklik yaş ilerledikçe artmakta ve bir sağlık riski oluşturmaktadır.

D vitamini eksikliğinin en önemli nedeni kuşkusuz, 'güneş ışınları cilt kanserine neden oluyor' paranoyasıdır. Korkudan güneşe çıkmayan veya çıksa da güneşin her türlü faydalı etkisini bloke eden 20-30 faktör güneş kremlerini kullanan insanlar bilmeden sağlıklarını tehlikeye atıyor.

İlkbahar-yaz aylarında bedenimizi günde 30 dakika kadar güneş ışınlarına maruz bırakmamızın sonsuz faydaları var. Korkmayın, kanser manser olmazsınız.

Besinlerden yeteri kadar D vitamini almak her zaman mümkün değil. Bu arada, D vitamini desteklerinin ne kadar etkili olduğu hâlâ tartışmalı.

Sık sorulan bir soru: Vitamin hapları kullanmalı mıyız?

Yıllarca vitamin-mineral haplarının faydaları tartışıldı durdu. Kimi doktor faydalı dedi, kimi faydasız, kimi de faydasına inanmadığı halde hastasını memnun etmek için yazdı. Ama gerçek olan şu ki, halk vitamin haplarının faydasına inanıyor ve kullanıyor. Geçen sene ABD'de vitamin haplarına harcanan para 18 milyar USD!!!

Konuya hemen bir açıklık getireyim, vitaminler ve mineraller insan sağlığı için fevkalade önemli ama hap şeklinde değil, meyve ve sebzelerdeki doğal haliyle. Meyve ve sebzelerdeki vitamin, mineral ve anti-oksidan maddeler kalp-damar hastalıkları, kanserler ve diğer kronik hastalıkların önlenmesinde hayati öneme sahip.

Bu konuya açıklık getiren en klasik çalışmalardan birinde, günde 1000 mg (mega doz) C vitamini hapı kullanan kişilerle günde 100-150 mg C vitaminine tekabül eden bir portakal yiyen kişilerin karşılaştırıldığı çalışmada, portakal yiyenlerde C vitamini düzeyleri ve biyo yararlılığının çok daha yüksek olduğu gösterilmiştir.

Buradaki püf noktası, portakalın içinde C vitamininin ötesinde birçok başka vitamin, mineral, enzim ve fitokimyasal maddenin olmasıdır. Bütün bu maddeler uyum içinde ve birbirlerinin etkilerini artırarak çalışmaktadır. Bunun içindeki C vitaminini alarak diğerlerini inkâr etmek bir fayda sağlamaz.

Tartışma bitti: Vitamin haplarının hiçbir yararı yok!!!

Yakın zamanda ABD'de yayınlanan ve 10 yılı aşkın bir süre içinde 91,000 kişi üzerinde yapılan 21 bilimsel çalışmanın analizinde (meta analysis) vitamin-mineral haplarının kullanımının kalp hastalıkları, kanser ve ölüm oranları üzerinde herhangi bir olumlu etkisinin olmadığı sonucuna varılmıştır.

Ünlü bir bilim adamına, vitamin hapları neye yarar diye sormuşlar. Cevabı, "Çok pahalı idrar yapmaya" olmuş.

Bu çalışmada bir kez daha ortaya çıkan sonuç, vitamin preparatlarına harcayacağınız parayı kaliteli ve çeşitli taze meyve ve sebze almaya harcayın.

Siz sormadan ben cevap vereyim: Hayır, antibiyotik kullanıldığında yanında vitamin hapı kullanılmasına gerek yok!

Aspirin: Asrın harika ilacı

Aspirin (asetil salisilik asit) her ne kadar 1897 yılında Bayer firması tarafından patentlenip satışa çıkarılmışsa da geçmişi tarihin kendisi kadar eskidir. Tıbbın babası Hipokrat'ın binlerce yıl önce söğüt ağacı kabuğundan ağrılara iyi gelen bir ilaç hazırladığı kayıtlardadır.

Aspirin'in kullanıma sunulduğu yıllarda ağrı kesici ve ateş düşürücü özelliği iyi bilinmekteydi. Yıllar içinde bu 'harika' ilacın bambaşka etkileri keşfedildi. 1971 yılında İngiliz farmakolog John Robert Vane, Aspirin'in ufak dozlarda dahi kanda ve dokulardaki 'prostaglandin' ve 'tromboxan' maddelerini baskıladığını ve bu yolla kan pıhtılaşmasını bloke ettiğini, yani kan sulandırıcı ve yangı giderici (anti-enflamatuar) etkisi olduğunu göstermiş ve bu çalışması ile Nobel Tıp Ödülü'nü kazanmıştır. Son yıllarda Aspirin'in başta kolon kanseri olmak üzere birçok kanserden korunma sağladığı gösterilmiştir.

Aspirin'in etkileri

- Ağrı kesici (analjezik),
- Ateş düşürücü (anti-piretik),
- Yangı giderici (anti-enflamatuar),
- Kan sulandırıcı (anti-agregan),
- Kanserden koruyucu (anti-kanserojen).

Aspirin'in kullanım yerleri

- Romatizmal eklem hastalıklarında ağrı kesici ve yangı giderici,
- Kalp romatizması hastalığında yangı giderici,
- Arteriyoskleroza bağlı kalp ve damar hastalıklarında kan sulandırıcı,
- Kalp krizi durumunda kan sulandırıcı ve yangı giderici,
- Gripal hastalıklarda ateş düşürücü ve ağrı kesici.

Aspirin'in kalp-damar hastalıklarındaki koruyucu etkisi sadece kan sulandırıcı özelliğinden gelmiyor. Son yıllarda gerek kalp-damar hastalıklarının, gerekse kanser ve diyabet gibi kronik hastalıkların oluşumunda kronik yangının (Inflamation) rolü üzerinde durulmaktadır ve Aspirin'in koruyucu etkisinin bu yangıyı bastırması sayesinde olduğu düşünülmektedir.

Orta yaşlara gelindiğinde (erkeklerde 45 yaşından sonra, kadınlarda menopozdan sonra) herkesin koruyucu olarak günde 100 mg Aspirin (Coraspin gibi) kullanmasında fayda olduğu düşünülmektedir.

Aspirin'in yaşlı ve/veya yüksek tansiyonu olan kişilerde beyin kanaması riskini artırabileceği, midesi hassas veya gastrit, ülser gibi rahatsızlıkları olan kişilerde mide kanaması riskini artırabileceği göz önünde tutularak, Aspirin kullanmaya başlamadan önce bir hekime danışılmasında fayda vardır.

Sonsöz

İşin doğrusu, yaşlanmaya ve ölüme çare yok. Ebedi gençliğin de maalesef iksiri yok!

Bu kitapta yazdığım her şey sadece sağlıklı ve kaliteli bir yaşam sürebilmek ve bazı hastalıklara yakalanma riskini en aza indirmek için bazı öneriler. Ama gerçek olan şu ki, doğru beslenme ve aktif bir yaşam tarzı ile ömrü uzatmak ve yaşadığımız hayatı çok daha kaliteli hale getirmek mümkün.

Bu söylediklerimi lütfen hafife almayın, yaşam tarzınız, 65 yaşında tenis oynamak ile koroner bypass ameliyatı olmak arasındaki farkı belirler!

Anlattıklarım bana ait sihirli bir formül değil, yaşanmış örnekler ve bilimsel verilerin bir sentezi. 200 küsur sayfada söylediklerimizi özetleyecek olursak...

Sağlıklı ve genç kalmanın sırları!!!

- Risk faktörlerinizi belirleyin, ailenizde hipertansiyon, şeker hastalığı, kalp-damar hastalıkları var ise bunları belirleyip önlemleri alın.
- Senede bir CHECK-UP yaptırın.
- Genç kalmak isteyin.
- Yaşınıza uygun makul bir kiloya ulaşın ve o kiloyu koruyun.
- Güne 10-15 dakikalık bir sabah sporu ile başlayın. Motoru ısıtın.
- Günde en az 7 saat uyuyun.
- Gün içinde 15-20 dakika 'ŞEKERLEME' yapın.

- Günde en az 6 bardak 'SU' için (yazın daha fazla).
- Günde 5 öğün taze meyve/sebze (pişmemiş) yiyin.
- Günde 100 gram 'YOĞURT' yiyin.
- Gülün, bol bol gülün!
- Doğayla ilişki kurun.
- KİTAP okuyun.
- BULMACA çözün.
- Yeni bir şey öğrenin.
- Haftada 1 öğün 'KIRMIZI ET' yiyin.
- Haftada en az 1 'YUMURTA' yiyin.
- Haftada en az 3 gün, 45 dakika SPOR yapın.
- Eğlenmeye zaman ayırın.
- Ailenize ve dostlarınıza sahip çıkın.
- Aç kalmayın
- Hayal kurun.
- Amaçlar ve hedefler belirleyin.
- Günde en az 30 dakika MÜZİK dinleyin.
- Kendinizi ve çevrenizdekileri affedin.
- Eşinizle romantizmi ve cinselliği canlandırın.
- Sigara içmeyin.
- Alkolden uzak durun.
- Hayvansal yağlardan kaçının.
- Tuzu kısıtlayın.
- Günde 100 mg Aspirin alın.
- Rafine şekeri kısıtlayın.
- Suni tatlandırıcı kullanmayın.
- Tekrar tekrar spor yapın!!!

Süper gıdaları unutmayalım!

- Günde 20-25gram kadar 'sızma' ZEYTİNYAĞI kullanın.
- Haftada en az 2 öğün BROKOLİ yiyin.

- Mevsiminde günde en az 1 adet olgun, doğal DOMATES yiyin.
- KOYU YEŞİL SALATALARI ve SEBZELERİ sofranızdan eksik etmeyin.
- Her gün mutlaka SALATA yiyin.
- Yemeklerinizden SARIMSAĞI esirgemeyin.
- Haftada en az 3 öğün BAKLİYAT (kuru fasulye, nohut, mercimek) yiyin.
- Günde 2-3 CEVİZ veya yarım avuç BADEM yiyin.
- Haftada en az 2 öğün BALIK yiyin.
- Salatalara, zeytinyağlılara, çorbalara bol bol LİMON sıkın.
- Mevsiminde her gün bir NAR yiyin (çekirdekleriyle).
- KIRMIZI PANCARI salatalara rendeleyin veya suyunu sıkın (tadı biraz tuhaf ama çok faydalı).
- Yeteri kadar POSA alıyor musunuz?
- Günde en az 1 fincan YEŞİL ÇAY için, BİTKİSEL ÇAYLARI da unutmayın.

Sağlıklı, güzel günler dileğiyle...

Prof. Dr. Yavuz Yörükoğlu
Ankara, 2016